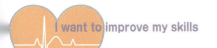

ナースのためのスキルアップノート

看護の現場ですぐに役立つ
看護研究のポイント

テーマ選びから発表までのコツがわかる！

大口 祐矢 著

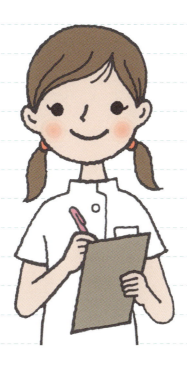

秀和システム

はじめに

　この本を手に取ってくださったあなたは、最近、きっとこんな感情を抱いたでしょう。「うわぁ～、看護研究の係になっちゃった。」、「仕事だけでも手一杯なのに、なんで看護研究なんてやらされるの。」、「看護研究やらなきゃいけないなんて嫌だ！やりたい人だけやればいいのに！」、「看護研究とか勉強会のせいでサービス残業だし、本当につらい。」など、看護研究と聞くだけで、ネガティブなイメージしか抱かない人がほとんどでしょう。

　看護研究に取り組んだことがある方ならすでにおわかりだと思いますが、研究の道はとても険しく長い道のりです。一生懸命書いた研究計画書なのに、上司に提出したらダメ出しをされ、修正してもまたダメ出しをされということの繰返しです。道半ばで、何度挫折を味わうことか。そして、上司に修正されすぎて、最終的には最初とまったく違うものが出来上がるという始末。研究発表後は、やりきった感と共に感じる看護研究ってやる意味あるのかなという複雑な感情。これが看護研究に取り組む多くの看護師の現状です。はたして、看護研究は本当にこれでよいのでしょうか。

　いいえ、筆者はこれでよいとは思いません。

　看護研究の本来の役割は、看護の質を高めることにあります。研究で明らかになったことを実践に結び付け、よりよい看護処置、よりよい看護ケアを行っていくことが大切です。そのために、「看護研究をもっとわかりやすく、もっと簡単に、もっと効率的に」をコンセプトにして、新人看護師でも看護研究ができるようになる本を目指しました。

　本書を読むことで、「看護研究って実はこんなに簡単なことだったんだ」、「なんか、こんな私でもできそうな気がしてきた」、「研究って、ちょっと面白いかも」など、看護研究に対してちょっぴりポジティブなイメージを抱くようになっていただけると幸いです。

2017年11月

大口　祐矢

看護の現場ですぐに役立つ
看護研究のキホン

contents

はじめに ……………………………………… 2

本書の特長 ……………………………………… 6

本書の使い方 …………………………………… 8

この本の登場人物 …………………………… 9

chapter 1 看護研究はなぜ必要なのか

看護研究と看護ケア ……………………………………… 12

いまはこうする！ 看護ケア …………………………… 13

看護研究の最高峰 ………………………………………… 16

chapter 2 研究テーマを決める

興味や関心のあるものを探す …………………………… 18

ダメな研究テーマ例 ……………………………………… 21

　　column ジャイアンのシチュー ……………………… 22

研究テーマの型 …………………………………………… 23

研究テーマの具体化 ……………………………………… 25

研究テーマの例 …………………………………………… 28

chapter 3 文献検討ができる

文献の種類 ………………………………………………… 32

文献検索の仕方 …………………………………………… 34

データベース検索 ……………………………………………………………… 36

文献検討の仕方 ………………………………………………………………… 38

   column 筆者が研究を好きになるきっかけになった先輩の言葉 ………… 42

chapter 4 研究デザインがわかる

研究デザイン …………………………………………………………………… 44

質的研究と量的研究の違い …………………………………………………… 45

   column 研究テーマを決めるときに陥りやすいミス ……………………… 47

研究デザインの選択 …………………………………………………………… 49

   column 大学院の授業と看護研究 ………………………………………… 54

chapter 5 研究の具体的な進め方

研究計画書の書き方 …………………………………………………………… 56

   column 研究計画書は絶対に必要なの？ ………………………………… 58

データ …………………………………………………………………………… 59

   column 変数とは ………………………………………………………… 62

研究対象者 ……………………………………………………………………… 64

データの集め方 ………………………………………………………………… 66

   column 面接法によるデータ収集と分析の方法 ………………………… 72

データの整理 …………………………………………………………………… 74

データの統計分析（記述統計）………………………………………………… 80

   column 正規分布とは ……………………………………………………… 81

データの統計分析（推測統計）………………………………………………… 84

平均値を比べる ………………………………………………………………… 88

   column 第一種の過誤、第二種の過誤 …………………………………… 93

関連を見る ……………………………………………………………………… 94

chapter 6 倫理的配慮

研究における倫理 …………………………………………………………… 100

chapter 7 研究成果を発表する

研究成果を発表する意義 …………………………………………………… 104

学会で発表する ……………………………………………………………… 105

論文を書く …………………………………………………………………… 109

引用文献の書き方 …………………………………………………………… 112

   column　著作権とは ……………………………………………… 113

図表の書き方 ………………………………………………………………… 114

引用・参考文献 ……………………………………………………………… 117

索引 …………………………………………………………………………… 118

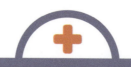

本書の特長

　看護研究について、苦手意識を持つナースは多いことでしょう。看護研究をする順番になったり、上司から命令されたりして、看護研究をやらなければいけなくなったから、仕方なくやるという場合が多々あります。本書は、そうしたいままであまり看護研究に関心がなく、看護研究に関する知識もほとんどなかった看護師のために書きました。本格的な統計分析、高度な論文作成などは、専門的な書籍におまかせするとして、本書では、看護研究という大きな枠の中で、大事なポイントをしっかりと押さえ、人前で発表しても恥ずかしくないような研究ができるようにまとめました。

役立つポイント1　看護研究についてざっくり全体がわかる

　看護研究に関する本といえば、とにかく字が細かくて難しい本が多いです。というのも、看護研究の本を書くような、研究に精通した先生方は賢くて頭の回転が速い方ばかり。そのため、初めて聞く言葉でも何の説明もなく、研究初心者には、さっぱりわからないままどんどん先に進んでいってしまいます。本書では難しいことはできるだけ簡単に、高度なことは専門書にお任せというスタンスで書いてありますので、研究初心者でもざっくり全体がわかるようになっています。

役立つポイント2　看護研究をやらされる方のために書いた本

　自主的に看護研究に取り組みたいと思う方はほとんどいないでしょう。もし、あなたが看護研究に人一倍のやる気がある方でしたら、本書ではおそらく物足りないと思いますので、もう少し難しい本を読んでいただいた方がためになると思います。

　本書は、病棟で看護研究をする順番になったから「仕方なくやる」とか、上司の命令で看護研究を「やらされる」という受け身の方を対象にしています。そのため、いままで看護研究にほとんど関心がなく、看護研究のことに関してもほとんど知識がないという方のために、できるだけ最初から丁寧な説明を心がけています。知っている方にとっては、とても退屈な内容だと思いますが、初心者にとっては「へー、こういうことなんだ」と納得いただける内容になっていることでしょう。

役立つポイント3　ベテランナースのアドバイス

　補足説明や痒いところに手が届く、ちょっとしたアドバイスを随所に入れてありますので、あわせて読んでいただくことでより理解が深まるようになっています。また、コラムでは、看護研究の歴史や背景、ちょっと専門的なお話などを通じて、看護研究についてより知識や理解を深めていただけるようにしてあります。少し難しいことが書いてありますが、理解できるとより看護研究に対する興味が湧くことでしょう。

役立つポイント4　根拠がわかる

　たんに「ここではこうします」というだけではなく、「なんでこうするの？」「どうしてこの処理が必要なの？」「こういう場合はどうするの？」という疑問に対して、その理由や根拠も説明してあります。だから、看護研究でつまずきやすいポイントや、パターンごとに、どんなことをすればよいのかがよくわかり、理解も深まります。

役立つポイント5　やさしい言葉での説明

　看護師向けの書籍では、専門職を対象にしているということもあり、専門用語が多用される傾向にあります。看護研究は研究というだけあって、なおさらふだん耳にしない単語や用語が多く出てきます。本書では、本を読んで、意味がわからない用語が出てきたら、インターネットで用語の意味を調べ、理解したらまた続きを読み、またわからない用語が出てきたら調べ・・・という煩わしさを排除できるよう、できるだけやさしい言葉を選択し、専門用語も注釈を加え、理解しやすいように配慮してあります。

　以上、看護研究をやらなければいけなくなった看護師さんのために、できるだけわかりやすい本にしました。

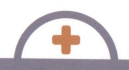

本書の使い方

　本書は第1章から第7章と参考資料で構成されています。看護研究に手っ取り早く取り組めるように、細かい説明とか理由は後回しにして、とにかく何をすればよいのか最初にわかるように書いてあります。

第1章　看護研究はなぜ必要なのか
　臨床の現場で実践している看護ケアと看護研究とのつながりを知っていただくことと、看護研究の中でも最高峰と呼ばれる研究が意外に身近な存在であることを知っていただき、まずは看護研究に少しでも興味を持ってもらうことがねらいです。

第2章　研究テーマを決める
　研究テーマを3つの型に分類しています。研究の方向性は研究テーマの型で決まります。この章で型ごとの特徴を理解しましょう。さらに、実際に研究テーマ例を見ることで、自身の研究テーマを考える材料にしてみてください。

第3章　文献検討ができる
　文献の検索方法と検索した文献の検討方法について説明しています。初めての方でもわかるように、どこでどうやって調べたらよいか簡潔にまとめました。記載内容をもとに実際に検索してみましょう。

第4章　研究デザインがわかる
　質的研究と量的研究の違いとそれぞれの研究の特徴をまとめました。あなたの研究テーマがどちらの研究に当てはまるのか考えてみましょう。

第5章　研究の具体的な進め方
　データの集め方や分析の仕方を詳しく説明しました。記述統計と推測統計それぞれにおける注意点も書いてありますので、分析をする際に役立ててください。

第6章　倫理的配慮
　研究で忘れてはいけない倫理的配慮について、簡単にまとめました。調査依頼をするときに一通り読んでみてください。

第7章　研究成果を発表する
　研究発表をしたことがない方のために、学会発表までの流れや論文の作成方法について、どんな点に気を付ければよいかまとめました。勇気を出して、研究成果を発表してみましょう。

　看護研究のテーマを決めるところから、最終的に研究成果を発表するところまで、できるだけわかりやすくポイントを絞って書いてあります。本書一冊で看護研究を進めるうえで必要なことはほとんど出てきますので安心してください。

この本の登場人物

本書の内容をより理解していただくために
医師、ベテランナース、先輩ナースからの、アドバイスやポイントを説明しています。
また、新人ナースや患者のみなさんも登場します。

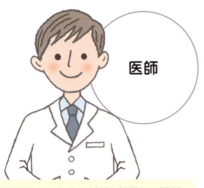

病院の勤務歴8年。的確な判断と処置には評判があります。

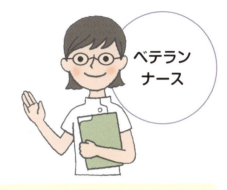

看護師歴12年。優しさの中にも厳しい指導を信念としています。

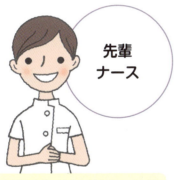

看護師歴5年。身近な先輩であり、新人ナースの指導役でもあります。

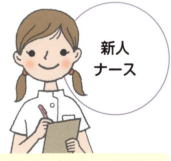

看護師歴1年。いろいろな整形外科の症状について勉強しています。医師や先輩たちのアドバイスを受けて早く一人前のナースになることを目指しています。

memo

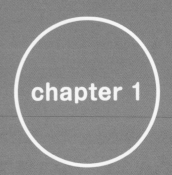

看護研究は
なぜ必要なのか

「看護研究ってなんでやらなければならないの？ 正直、面倒くさい」
そうですよね、気持ちはわかります。筆者も最初はそうでしたから。
でも、あることに気づいてから筆者はちょっとだけ看護研究が好きになりました。
本Chapterにはその秘密が書いてあります。どうぞ中へお進みください。

看護研究と看護ケア

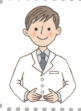

看護研究の話なのに、どうして看護ケアが出てくるのかと思ったでしょう。看護研究と看護ケアは、以外にもつながりが多いのです。ここでは、一見難しそうな看護研究を理解しやすくするために、まずは、看護ケアについて説明します。

看護研究と看護ケアのつながり

看護手技に関して、「学生時代に習ったまま」や「初めて臨床で覚えたときのまま」で過ごしていませんか？

あなたが当たり前だと思って実施している看護ケアでも、実はいまでは違った方法が主流であるとされているものがあるかもしれません。主流になっているのはなぜかというと、こっちの方がより患者のために安全であるとか安楽であるとか効果があるなどとされているからです。

では、なぜそういわれるようになったのでしょうか？　その答えが、実はエビデンスです。よく、**EBN**（Evidence Based Nursing：**根拠に基づく看護**）とかEBP（Evidence Based Practice：**根拠に基づく実践**）といわれますよね。その**エビデンス**（Evidence：**根拠**）です。

では、エビデンスはどこから出てきたのかというと、実は**研究から生まれたもの**なのです。いくつもの研究の成果が積み重なって、「やっぱりこうした方がいい！」「こっちの方が患者のためになるぞ！」という認識が浸透することで、よりよいケアに変わってきています。このように看護研究は「よりよいケアをしたい！」という思いが根底にあり、日々行われているのです。

新しいエビデンスが発見されるスピードには目覚ましいものがあります。いまでは当たり前のことが、3年後にはもう当たり前じゃないということも多々あります。次は、そんな看護ケアの例をいくつか紹介しましょう。

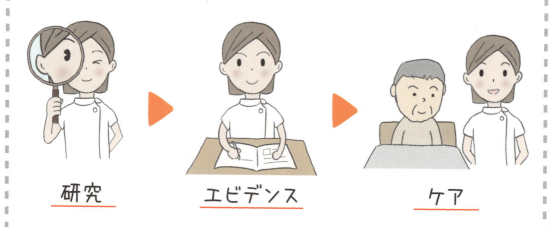

研究　▶　エビデンス　▶　ケア

いまはこうする！ 看護ケア

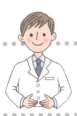

これまでは常識だった看護ケアでも、いまでは非常識になっている看護ケアがあります。ここでは、そんな看護ケアをいくつか紹介しましょう。

筋肉注射のあと、揉んではいけない薬剤がある

　学校で、「**筋肉注射のあとは注射部位を揉みましょう**」と習ったかもしれません。その理由は、筋肉注射の後、揉んでおかないと硬結ができてしまう可能性があるからでした。

　しかし、現在のエビデンスでは**揉んではいけない薬剤がある**ことが知られるようになりました。例えば、吸収を早めたくない薬剤として「リスパダール®」があり、揉むと組織障害を起こす薬剤として「アタラックス-P注射液、ケナコルト-A筋注用」などがあります。とくに、アタラックス-P注射液は術前・術後の悪心・嘔吐予防などの目的で使われる頻度が高い薬剤ですが、揉むことによる副作用が多く報告されたため、いまでは「**注射後、強く揉まずに軽く押さえる程度にとどめる**」と注意喚起がされています。

　また、逆に注射後「揉まなければならない」とされている薬剤もあります。例として、「硫酸ストレプトマイシン注射用、硫酸カナマイシン注射液、ポララミン注射液」などがあります。**揉むか揉まないかは薬剤によって異なる**ので、筋肉注射実施時には、薬剤の添付文書をしっかり確認しておきましょう。

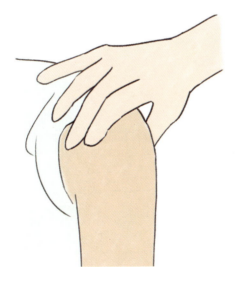

筋肉注射

注射したあとは揉まない

採血で血管が出ない患者さんの腕を叩いてはいけない

　採血をする際に、なかなか血管が出てこない患者さんっていますよね。あなたは、血管が浮き出るようにするためにどうしていますか？ まさかパンッパンッと叩いたり、指で血管にデコピンをしたりしていませんか？

　先輩がやっていたから、こうすればいい！と思っていると大間違いです。現在のエビデンスでは、腕を強く叩くと逆に血管が収縮して静脈が見えにくくなり、かえって採血がしにくくなるといわれています。これは、叩く刺激で交感神経を緊張させるために起こるといわれています。

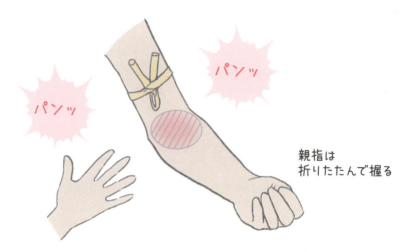

　正しくは、腕を心臓より低くなるように垂らし、重力の力を借りてうっ血させます。さらに、腕を蒸しタオルなどで温めることで血流が良くなり静脈が拡張します。

　ちなみに、血管を拡張させるために、手の開閉（クレンチング）をしてもらったりしている方もいますが、これは筋肉の収縮によりカリウムが細胞外に出てカリウムの検査データが高くなる可能性があるため、採血時には行わないようにしましょう。

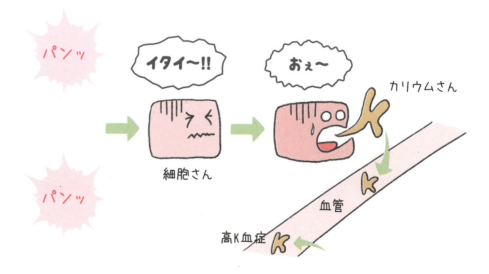

グリセリン浣腸は温めない、患者に我慢させない

　グリセリン浣腸液は、おおよそ40〜42℃程度に温めて使用するのがよいといわれてきました。その理由としては、**冷たいと患者さんに不快な思いをさせるから**というものです。いい換えれば、温めて実施する理由は不快感の軽減以外に明確なエビデンスがこれまでありませんでした。

　しかし、近年の研究で温めることによる弊害の方が大きいことがわかってきました。その例として、浣腸液を40℃程度に温めることで、直腸粘膜への刺激性が増すことや微妙な温度調節が難しく、温めすぎてしまう可能性があることが分かりました。そのため、**浣腸液は冷たくない程度の温度で実施する**ことが推奨されています。

　また、看護学の教科書には、グリセリン浣腸の注入後、「**3分程度、浣腸液を貯留させた後に排便する**」ように記載されています。その理由として、「浣腸液が腸壁を刺激して、蠕動運動を促進させるため」とされていますが、これまで明確なエビデンスがありませんでした。

　しかし、近年の研究でグリセリン浣腸の作用は速効性があり、投与直後からおおよそ40秒程度で排便がみられるという研究結果が発表されました。そのため、グリセリン浣腸後は我慢させず、いつでも排便できる環境で実施することが大切だといえます。

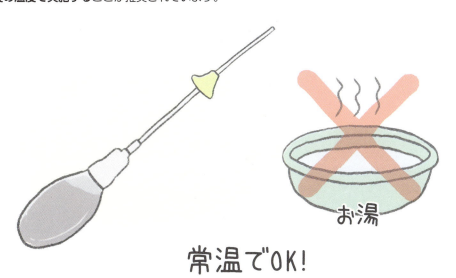

常温でOK！

　このように、これまで当たり前のように実施されてきたケアも研究の結果、新しいエビデンスが生まれ、新しいケアの方法が推奨されるようになってきています。研究が行われたからこそ、新たな事実が発見され、日々、看護も進歩しているのです。研究がなぜ必要なのかおわかりいただけたでしょうか。

看護研究の最高峰

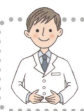

これまで世界中で膨大な看護研究が行われてきました。その中でも、最も難易度が高く、ごく一部の人しか研究成果を認められていない類の研究があります。それが**看護理論**です。

➕ 看護研究の最高峰（看護理論）

　これまで、世界中の看護研究家が膨大な看護研究を行ってきました。その中でも、最も難しい研究の一つであり、看護研究の最高峰ともいえる類の研究がありあります。それは、「看護理論」に関する研究です。

　看護理論と聞くと、あなたは何を思い浮かべるでしょうか？　マズロー、ヘンダーソン、ゴードン、ベナー、オレム、ロイ、etc　看護理論家にはいろんな方がいます。その中でも、多くの学校で習う理論として**マズローの欲求5段階（自己実現理論）**や**オレムのセルフケア理論**などがありますよね。詳しくは書きませんが、例えばマズローの欲求において、一番先に来る欲求は生理的欲求で、「お腹がすいた」、「眠い」、「トイレ行きたい」であること。二番目は安全の欲求で、「健康でいたい」、「家に帰りたい」という欲求が来ることなど、いわれてみれば納得しますよね。こうした看護理論は、多くの看護研究者によって体系化された知識を使って、さまざまな看護実践を裏付ける根拠や土台となる概念として構築されたものです。

　つまり、膨大な看護研究が集まって、とてつもない労力と時間をかけて膨大な看護研究を調べ尽くし、様々なことを検討したその先に看護理論があるのです。

　読者の皆さんには、そこまでは求めませんが、こんなすごい世界があるんだなと感じてもらえたら幸いです。少しは看護研究に興味を持ってもらえたでしょうか？　第2章では実際に看護研究をするにはどうしたらよいのか順番に説明していきます。

厳密にいえば、看護理論の成り立ちは少し違うのですが、ここでは便宜上、「看護研究の最高峰＝看護理論」としています。

ベテランナース

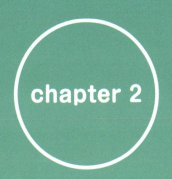

研究テーマを決める

Chapter 1 では看護研究の一連の流れを把握しました。
ここからは、それぞれの段階で具体的にどんなことをすればよいのか説明します。
まずは、研究のテーマを決めるところから始めます。

興味や関心のあるものを探す

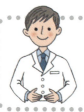

本や映画にはタイトルがあるように、看護研究にもタイトルが必要です。どんな研究をなのか、それを表すのが研究のタイトルです。一般的には、**研究テーマ**ともいいます。

✚ 研究テーマを探す・・・その前に

　さて、いきなり研究テーマを探してくださいといわれても、そもそも看護研究に興味すらなかった方が多いことでしょう。というか、できるだけ研究なんて面倒くさそうなことはやりたくない。やりたくなかったのに、今回、看護研究をやらされることになり、面倒なことになったという声が聞こえてきそうです。

　でも、大丈夫です。この本はそもそも、看護研究をやらされることになった方のために書いた本ですから、やる気があって看護研究に取り組もうとしている方を対象にしているわけではないことは百も承知ですからね。だから、できるだけ楽に、そして効率よくそれっぽい研究ができることを目指しています。

　研究テーマも難しいことはいわず、こんなところから探せば、簡単に見つかるよってことを紹介します。立派な研究者の方からいわせたら、邪道かもしれませんが、看護研究らしいことができるようになればいいなというのがこの本なので、細かいことには目をつむってください。

　以上のことにご理解をいただいた上で、次に進んでくださいね。

できるだけ楽に、効率よくそれっぽい研究ができることを目指しましょう。

先輩ナース

研究テーマを探す方法は３つ

　研究テーマは、研究の方針を決めるものです。研究テーマを決めることで、どんな研究をするのか、どんな人を対象にするのかがおおよそ決まります。それくらい大事なものなので、安易に決めずにできるだけ慎重に考えていきましょう。

　看護研究はどんなところから探せばいいのか、主に次の４つの方法があります。

●日常の看護業務の中で

　看護研究のテーマ探しで、最も王道なのが日々の看護業務の中から見つけることです。しかし、たいていの方は、日々の業務が忙しすぎて、業務をするだけでも精いっぱいだと思います。多忙な業務の中で、「これってもしかしたら、研究になるんじゃないかな？」と考えたことはほとんどないでしょう。筆者も以前はそうでしたから。

　しかし、よくよく考えてみると日々の看護業務の中には研究のヒントがたくさんあることがわかります。看護は人と接する仕事ですから、状況に応じて、臨機応変に適切なケアや対応をすることが求められます。その中で、「このケアはもっとこうした方がいいんじゃないかな？」という疑問や「こういう状態の患者さんだと、この問題が起きることが多いな」という発見はないですか？こうした疑問や発見こそが、新しい研究につながる種になるので、思いついたらすぐにメモを取るようにしておきましょう。

●仲間との話し合いの中で

　研究というのは、ものごとについての新しい見方を示すことです。でも、経験が少ないと一つの見方に捉われてしまい、物事を違った角度から見るのは簡単ではありません。そういうときに、仲間と話し合ってみると、自分とは違うものの見方があることに気付くはずです。それが、研究に役立つこともあるでしょう。

　例えば、次の図１を見てください。あなたはどのように見えますか？

答えをいうと、
　紳士の耳は女性の姿、手と思われるのは実は横たわっている犬。
　要するに、同じことがらでもものの見方を変えることで違って見えるのです。

図１

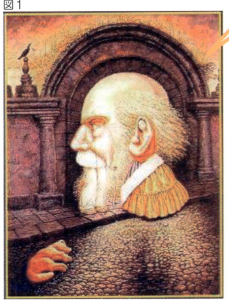

何かが見えませんか？

2　研究テーマを決める

看護でも、ふだんは1つの事柄しか見えていなくて、そのようにしか考えられないという固定観念があることもあります。しかし、立ち止まってよく見ると、違ったものの見方があることに気付くことでしょう。

次の図2は、イギリスの漫画家の絵ですが、元となる絵は19世紀のドイツのハガキに使用されたことが確認されています。見る人の年代により、若い人にも老婆にも見えるといわれています。

図2

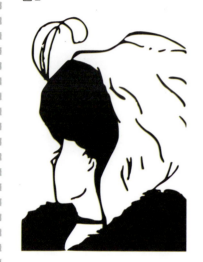

● **発表された研究の中から**

看護研究は過去に膨大な数の研究が発表されています。今回、私たちは、研究の1つをその仲間に入れてもらおうとしているのですから、仲間がどんな格好をして、どんな振る舞いをしているのかを知らなければ、仲間入りさせてもらえません。まずは、仲間を知ることが大切です。

そこで、インターネットや図書館で、過去に発表された研究論文の題名や要約を読んでみましょう。初めは十分理解できなくても大丈夫です。「へぇ〜、こんな研究があるのか」「この研究、面白いね」などと読み進めるうちに、研究のイメージが湧いてくると思います。自分の興味のある学会や研究会が開催されていれば、思い切って参加してみることもよいでしょう。

研究を通して、どんなことを明らかにしたいのか考えてみましょう。

ベテランナース

ダメな研究テーマ例

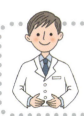

興味や関心があれば、どんな研究テーマでもよいかというとそういうわけではありません。看護研究の研究テーマには、ルールがあります。ここでは、研究テーマのルールを学びましょう。

ダメな研究テーマは次の4つ

●すでに研究結果がわかっているもの

研究は新しいものや独創的（オリジナル）なものに価値があるとみなされます。誰かがすでに研究していたものだったり、研究しなくてもどんな結果がでるのか明らかであったりするものは、新しい研究として認められません。

あなたが行う研究は、いままで誰も研究したことがないものでかつ、研究する意義があるものでなければいけません。例えば、「夜勤の開始前と終了時で眠気の強さを比較したら、どちらが眠いか」という調査など、実施する前から結果が明らかであるようなものはダメ研究テーマの一例です。

●あなたが興味や関心のない研究

看護研究は、長い時間と多くのエネルギーを要します。また、Chapter 3で述べるように、過去に研究者が発表した論文などをたくさん読みこなすことも要求されます。興味や関心のないテーマだと、やる気が続かない可能性があります。研究を任されたからには、途中で投げ出さず、最後までやるために、研究テーマはあなたが、興味や関心を抱くようなテーマにすることが大切です。

●やっても役に立たない研究

例え、誰もやったことがない新しい研究ができたとしても、有益であると思われないものであれば、研究としてふさわしくありません。例えると、ジャイアンのシチュー（次ページ参照）のようなものです。これは、ジャイアンが研究してつくった、オリジナルの料理です。しかし、研究してつくり上げた料理だとしても評価されないものになっています。看護研究は、日々の看護実践を向上させ、よりよいケアを提供することにつながるような研究が求められています。

●倫理的ではない研究

「倫理的」とは、簡単にいえば、「人としての正しい行い」といった意味です。どんなに新しくて、どんなに画期的な研究であっても、その研究を行うことで誰かに苦痛を与えたり、危険な目に合わせたり、辛い思いをさせたりすることがあってはいけません。研究を倫理的に行うための配慮については、Chapter 6で詳しく説明します。

column
ジャイアンのシチュー

　役に立たない研究（料理）を例えると、まるでドラえもんのジャイアンがつくるシチューのようなものです。原作でジャイアンは料理研究家のように「誰もつくったことのないスペシャル料理」として自慢げに披露していますが、誰も食べたいと思わないですよね・・・。

　参考までに、材料と味付けを載せておきます。

[材料]：ひき肉、たくあん、塩辛、ジャム、にぼし、大福、セミの抜け殻、そのほかいろいろ
[味付け]：みそで味をととのえる

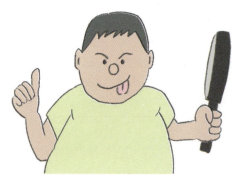
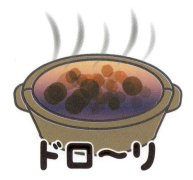

研究テーマの型

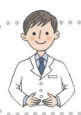

研究テーマの書き方は大きく分けて3つの型に分けられます。型によって、研究の大まかな方向性や内容が決まってくるので、研究テーマの型はとても大事になります。ここでは、3つの型を覚えましょう。

研究テーマの3つの型

　先に説明したように、看護研究では、日常の業務における疑問や発見が研究のヒントになるとお伝えしました。とくに、疑問には、「はい」「いいえ」で答えられるようなものや、「どんな?」「なぜ?」という問いかけのものがあります。

　疑問は研究のヒントになるので、研究テーマもおのずと種類が限られてきます。研究テーマは疑問の形で大きく分けると3種類になります。ここでは、次の表に示すような3つの型として紹介します。

▼疑問の形で大きく分ける研究テーマ

型	疑問の形	仮説の有無	研究デザイン
型Ⅰ	○○とはどのようなものか?	なし	質的研究(実態調査、事例研究)(仮説のない量的研究*)
型Ⅱ	○○が起こることと△△が起こることには何か関連があるのではないか?	あり	観察研究(非実験研究)
型Ⅲ	○○が起こる原因は△△ではないか?	あり	実験研究

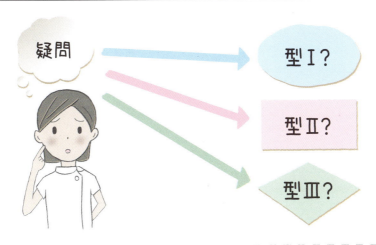

* **仮説のない量的研究**　介入のない記述的な研究デザインのこと。具体的には、横断研究、実態調査、生態学的研究などを指す。

● 型Ⅰ　どのようなものかの研究

　型Ⅰの大きな特徴としては、「仮説がない」ということです。例えば、「中堅看護師の看護研究に対する意識や取り組み状況はどのようなものか？」というような疑問です。この場合、仮説はありません。研究はおもにインタビュー（質的研究の一つ）やアンケート調査（量的研究の一つ）で調査を行います。いままであまり知られていないような研究を行おうとする場合は、型Ⅰが有効です。

● 型Ⅱ　関連があるかどうかの研究

　型Ⅱの大きな特徴としては、「関連があるかどうか」ということと、答えは「はい」か「いいえ」のどちらかになるということです。ここでいう「関連」とは、1つの出来事○○が起きるときは、たいていもう一つの出来事△△も起きるとか、○○という性質の程度が大きくなればなるほど、△△という性質の程度も大きくなる、といった関係性がみられることを指します。

　このことから、「○○が起こることと△△が起こることにはなにか関連があるのではないか？」と考えることもできます。それが、正しいかどうかを研究で確かめることになります。例えば、「看護師の性別による仕事に対する認識と職業継続意思の違いにはなにか関連があるのではないか？」というような疑問です。これは同時に研究の仮説にもなります。研究はおもに**観察研究（非実験研究）**で行い、アンケート調査などで横断的に現状を把握します。

● 型Ⅲ　因果関係の研究

　型Ⅲの大きな特徴としては、「因果関係」を確かめるということです。あなたが、日々の看護業務の中で、「ある看護ケア（○○とします）をした患者さんには、おおむねある共通の特徴（△△とします）が現れる」と気付いたとしましょう。つまり、「○○というケアをした患者さんには、おおむね△△という特徴が現れる」と気付いたわけです。

　ここで、「△△が起こるのはなぜか？○○が原因ではないか？」という疑問が生まれると思います。つまり、「○○と△△には因果関係があるのではないか」となり、これが、研究の仮説になります。

　例えば、「夜勤後に両眼を蒸しタオルで温めると眼の疲れが軽減するのではないか？」というような疑問です。研究はおもに「実験研究」で行い、研究の対象者に実際にケアを行うことで、どんな効果が得られたか調査をします。

疑問の形を型に当てはめてみると、研究デザインもおのずと決まってきますよ。

先輩ナース

研究テーマの具体化

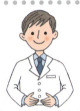

研究テーマは大きく分けて3つの型に分けられると説明しました。さて、型に分けた研究テーマをさらに、具体的なレベルまで持っていきましょう。これができれば、研究の大きな骨組みができたも同然なので、後が楽になります。頑張っていきましょう。

研究テーマを具体的にする公式

漠然とした研究テーマを具体的にするためのとっておきの公式があります。それは、研究テーマを構成する要素を4つに分けて、それぞれを具体的に示すことにより、全体を明らかにする方法です。この公式は、型Ⅱと型Ⅲでとくに有用です。

良い研究テーマは次の4つの構成要素から成り立っています。この4つは、英語の頭文字をとって、**PECO**（ペコ）や**PICO**（ピコ）と呼ばれます。

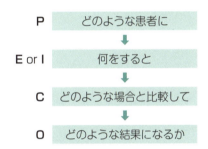

例えば、ここでは「**喫煙習慣のある患者を禁煙に導く看護ケアについての研究**」という漠然とした研究テーマがある場合を例に、PECO/PICOにしてみます。

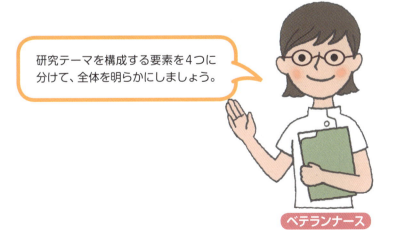

●P：対象者
　（Patients、Population）

　最初のPは研究を対象とする人々を指します。研究内容によって、Pが患者(Patients)であったり、患者以外を含む一般的な集団(Population)であったりします。

　Pを明確にすることで、研究成果が得られる人々の範囲が決まります。ここで、例に挙げている研究テーマの場合は、対象者は「喫煙習慣のある患者」です。しかし、患者の年齢や身体状況、置かれる環境によって禁煙できるかどうか左右されることが考えられます。

　そこで、「年齢は65歳以上」「喫煙歴30年以上」「男性」といった条件を加えることにより、自分の研究で調べようとしている対象がはっきりとしてきます。研究対象を明確にすることは、将来、誰かがあなたの研究成果を自分の看護実践に活用したいと考えたときに、担当患者に適用できる（当てはまる）かどうかを判断する目安にもなります。

●E：曝露要因（Exposure）または、
　I：介入（Intervention）

　研究テーマの2番目の構成要素は、型によってEとIの2種類に分かれます。すなわち、型ⅡであればPECO、型ⅢであればPICOになります。Eというのは、「曝露」と訳され、「ある環境などにさらすこと」を意味します。最後に解説するO（アウトカム）との関係でいえば、「アウトカムと関連があり、アウトカムを説明するものごと」を指します。

　Iというのは、「介入」と訳され、「研究者自身が対象者に対して、看護ケアや医療行為などを直接行うこと」を指します。O（アウトカム）との関係でいえば、「アウトカムの原因となるものごと」を指します。EもIも、あなたが研究において注目しているアウトカムを説明する要因であるという点で、共通しています。

　「喫煙習慣のある患者を禁煙に導く看護ケアについての研究」という研究テーマを見てみると、研究者が看護ケアという介入を実施して禁煙効果を調べようとしていますから、型ⅢでありPICOの構造を考えることになります。この段階で、どういう看護ケアを行うのか具体的に決める必要があります。ここでは、先行研究の文献検討の結果、「入院時に禁煙の必要性に関するパンフレットを渡す」という介入をすることにしましょう。

●C：比較対照（Comparison）

　PECOとPICOの3つ目はC（比較対照）を決めます。研究では、たんにEやIとOの関係を調べるだけでは十分ではありません。なぜなら、あなたが注目しているO（アウトカム）は、今、研究で調べようとしているものごと以外でも説明できる可能性があるからです。

　そのため、型Ⅱでは、曝露Eがない人たち、型Ⅲであれば介入Iを行わない人たちを研究対象に含め、EやIがある場合とない場合を比較します。「EやIがない人たち」のことをC（比較対照）といい、研究対象者のうちCに当てはまる人たちのことを**対照群**と呼びます。

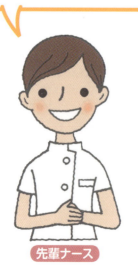

> C（比較対照）に当てはまる研究対象者を対照群と呼びます。

先輩ナース

EやIがある場合のみO（アウトカム）が起きるのであれば、あなたが選んだEやIの影響や効果が示されたことになります。

ここで、例に挙げている研究テーマの場合、「入院時に禁煙の必要性に関するパンフレットを渡さない」ことがCに相当します。

● O：アウトカム（Outcome）

上の説明ですでに出てきましたが、最後のOはアウトカムです。アウトは「外へ」、カムは「来る」なので、アウトカムとは「外へ出てくるもの」、すなわち「結果としてでてくるもの」のことです。

アウトカムは、あなたの研究でもっとも知りたいことを指します。基本的に、一つの研究でアウトカムは一つだけです。

例の研究テーマの場合、「禁煙の効果」がアウトカムになります。

以上、説明してきたことをまとめると、この事例における研究テーマは、

P：65歳以上で喫煙歴が30年以上ある男性の患者を対象に、
I：入院時に禁煙の必要性に関するパンフレットを渡す場合、
C：介入をしない場合と比較して、
O：禁煙の効果があるかどうか

という構造をしていることがわかります。ここまで研究テーマを具体的にすることができれば、研究プロセスの次の段階へ進むことができるでしょう。

▼研究の骨組み

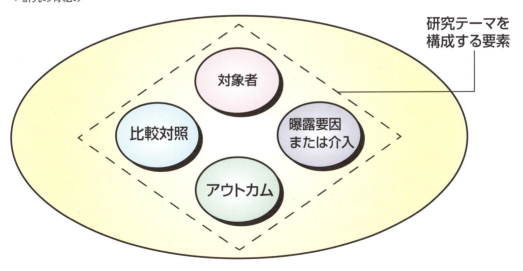

研究テーマの例

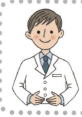

研究テーマを考えるのは、やっぱり難しい。調べるのも大変そう。という方のために、ここに孫の手を置いておきましょう。過去に行われた研究のテーマの例を一覧にしました。いっそのこと、これを見ていただき、想像とアイデアを膨らませてください。

 過去にこんな研究がされていた！

●型Ⅰ どのようなものかの研究
どのようなものかの研究テーマについて、以下に例を示します。

- 急性期病院で手術を受ける認知症高齢者の生活機能の変化の特徴
- 急性期高齢脳卒中患者の膀胱機能の回復および尿失禁の実態
- 発達障害児親の会におけるペアレント・メンタリングに関するニーズの分析
- 極低出生体重児を養育する母親のソーシャルサポート感と育児の自己効力感の特徴
- 小児糖尿病キャンプにおける災害対応マニュアルの開発とその有用性
- 精神科病棟に勤める看護師の行動制限に対する意識と行動制限最小化への取り組みの現状
- 施設入所高齢者の排尿障害の実態と尿失禁の要因に関する研究
- 高齢者の術後せん妄とその誘発因子に関する研究
- 地域で生活する高齢者及び施設高齢者を対象とした実習が看護学生の高齢者イメージに及ぼす影響
- 回復期リハビリテーション病棟入院中の高齢者の在宅復帰に影響する要因
- 摂食・嚥下障害のある患者の自宅退院に影響する要因
- 脳血管障害患者の急性期における身体抑制の開始と解除に関する看護師の判断要因
- 介護老人保健施設入所高齢者の睡眠に影響する要因
- 外来化学療法を受けている患者のQOLに影響を及ぼす要因
- 健常高齢者の介護予防に対する自己効力感を高める要因の検討
- 家族の精神保健相談並びに初回訪問により早期受診につなぐ保健師の支援過程の分析
- 保健師が自殺対策の中で果たしている役割並びに自殺の低下に影響を及ぼす要因の検討
- 健康づくりグループ活動の当事者が捉えた活動の発展過程と保健師の支援
- 母親の育児生活肯定感に関連する要因の研究
- 在宅酸素療法導入患者の外出頻度に影響を及ぼす心理的および社会的要因
- ケアミックス病院を利用する高齢患者の退院及び院内転棟に関連する要因
- 特別養護老人ホームで働く介護職の看護職との協働に対する認識に関連する要因
- 高齢介護者による車椅子への移乗介助の実態とその介助手技に関連する要因
- 心不全患者のセルフマネージメントの実施状況と影響要因に関する研究

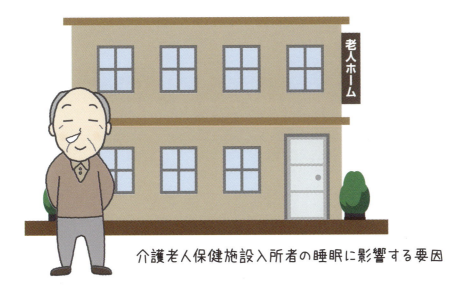

介護老人保健施設入所者の睡眠に影響する要因

●型Ⅱ 関連があるかどうかの研究

関連があるかどうかの研究テーマについて、以下に例を示します。

・インスリン注射が適応となる高齢糖尿病患者の特徴と内発的動機づけが治療方法決定に及ぼす影響
・背景音楽（BGM）が健康な成人に及ぼす生理的・心理的影響
・集団・個人レベルにおけるソーシャル・キャピタルと食塩摂取量との関連
・生活圏単位で比較した地域活動とソーシャル・キャピタルとの関連についての研究
・認知症高齢者を在宅で介護する家族の介護実践力と在宅介護継続意向との関係
・前立腺全摘除術後患者の退院後の尿失禁の実態と社会活動との関係
・看護師の性別による仕事に対する認識と職業継続意思の関係
・高血圧症患者の腎機能に及ぼす心血管病リスク因子および各種血圧指標の影響
・看護師の夜勤前の過ごし方と勤務後の疲労感との関係
・認知症高齢者の生活習慣を尊重した身だしなみ援助の効果

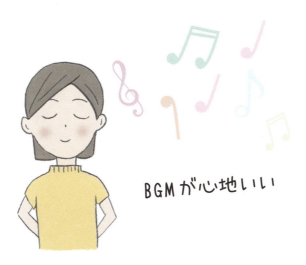

BGMが心地いい

●型Ⅲ 因果関係の研究

因果関係の研究テーマについて、以下に例を示します。

- 膝関節屈曲角度と下肢挙上の高さが仙骨部接触圧に及ぼす影響
- 高齢者施設における排泄ケアの協働を目的とした介護・看護織に対する教育的介入の効果
- 回復期リハビリテーション病棟に入院中の患者の夜間頻尿の実態と原因に関する研究
- 地域高齢者に対する歩数増加のための行動変容プログラムの効果
- 尿失禁を有する高齢者の尿意の訴えに基づいた排尿援助の効果
- 片足膝窩部への湿熱加温が下肢温度と血流に及ぼす効果
- 深夜勤務後看護師の両眼への湿熱加温による眼精疲労軽減効果
- 入院中の関節リウマチ患者への芳香浴と両前腕マッサージの継続介入が心身に及ぼす効果
- 壁の色の違いによるストレス緩和効果
- 電気毛布を用いた足部温罨法による入眠効果の検討
- 静脈血管駆血時における腕を下げる方法と温冷法との血管怒張度の比較
- 腰背部温罨法における湿熱法と乾熱法によるリラクセーション効果の比較
- 塩を用いた足浴が睡眠脳波および体温・自律神経活動に及ぼす影響
- 芳香吸入を併用した唾液腺マッサージの唾液分泌状況
- 手指屈筋群の静的ストレッチングが脳波及び自律神経に及ぼす影響
- アロママッサージのリラクセーション効果
- 糖尿病患者の歯周病に対する知識と糖尿病教育入院患者に行った歯周病に関する教育効果
- 女性における手浴の自律神経系活動及び快感情への影響
- 嚥下障害をもつ患者の含嗽に代わるケア方法の検討
- ベッドの背上げや背下げ時に生じる敷きシーツのくずれに関する検討
- 連続的な香り刺激が順応や慣れに及ぼす影響
- 両下腿への間欠的空気圧迫の生理・心理的影響
- 香りがもつ緩和効果の評価方法に関する基礎的研究

これらは、いままで行われてきた膨大な看護研究のほんの一部に過ぎません。研究テーマって、本当に自由で色んなものがあるんだなぁということを知っていただければ、幸いです。

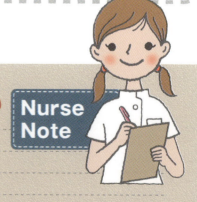

研究テーマの分類の仕方（一例）

分類の仕方は、
型Ⅰ：実態調査、事例研究
型Ⅱ：観察する研究（実験をしない研究）
型Ⅲ：実験を行う研究
とする。他の分類方法や分け方もあるので、必ずしも統一されたものではない。
変数については、第5章。

chapter 3

文献検討ができる

学会誌や専門誌、学術書などさまざまな場で、
すでに発表されている先行研究の成果を**文献**と呼びます。
本章では、文献を検討（検索）することの目的や、検索の方法について学びましょう。

文献の種類

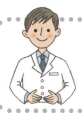

看護研究に携わると、頻繁に聞くのが「文献」という言葉です。「文献検索はしたの？」「文献検討はどうだった？」などという指摘を受けることがあります。さて、そもそも「文献」とは何を指すのか？　まずはそこからです。

文献とは

　看護研究をする中で、必ず指摘されることの一つに、文献の活用があります。しかし、研究を始めたばかりの人には、文献といわれても何のことかよくわからないということがあるでしょう。一口に、「文献」といっても色々な種類がありますが、少なくとも「文字によって何らかの情報を伝えるもの」という条件を満たしていれば、「文献」の仲間と考えてよいでしょう。その意味では、「新聞」も立派な文献の一つであり、古事記のようなものも解読できれば、それは「文献」としての価値があります。ただ、看護研究で「文献」という場合には、通常、ある程度専門的な情報が盛り込まれていて、なおかつ誰でも特別な努力を必要としないで読むことができるものを指すことが多いです。

一次文献と二次文献

文献には**一次文献**と**二次文献**があります。

●一次文献

　一次文献とは、調査や実験などの研究を通じて得られた直接的な知見、またはそのような知見をまとめて解説したオリジナルの情報が収録されている文献です。学術雑誌に掲載された研究論文がその代表的なものですが、単行本の場合もあります。

●二次文献

　二次文献とは、一次文献を探し出すための案内や手引きとなる索引誌、目録、書誌などがこれにあたります。**インデックス**とも呼ばれます。標題や著者名、掲載誌名、キーワード、アブストラクト（文献の要旨がわかる「抄録」）などが記載されたものです。昔は印刷物（冊子体）として索引誌が発行されていましたが、現在はインターネット上でデータベースが公開されています。

一次文献の種類

　一次文献には、おもに「雑誌 (journal)」と「単行本 (book)」があります。
　雑誌は、学会が会員の研究発表の場として発行する**学術雑誌**と、おもに出版社が提供する**商業雑誌**に分けられます。そして、さらにそれぞれの雑誌に掲載される文献は、種類と内容によって「原著論文」、「研究報告」、「技術・実践報告」、「総説」「特集」、「連載記事」などに分けられます（定義については、日本看護研究学会から引用）。

●学術雑誌

　以下の中で、最も価値が高いのが**原著論文**です。そのため、文献を探すときは、まずは原著論文に絞って検索するとよいでしょう。

原著論文 (original article)
学術上および技術上価値ある新しい研究成果を記述した論文。

研究報告 (study または report)
学術上および技術上価値ある新しい研究成果で、「原著論文」ほどまとまった形ではないが、これだけでも早く発表する価値のある論文。

技術・実践報告 (practice report)
技術的な問題についての実践結果の報告で、その手段あるいは得られた成果が大きな波及効果を期待できる記事。

総説 (review)
所定の問題に関する文献を集めて分析検討した論文。

●商業雑誌

・**特集**
注目されている話題や情報など、特定の分野を取り上げて編集してある記事。

・**連載記事**
雑誌に何回かに分けて、続けて載せてある記事。

他にも、「資料」や「事例報告」、「短報」などに分ける場合もあります。

●単行本

　「単行本」は、その名のとおり1冊の独立した書籍です。もともと「単行本」は、ある決まった内容の情報がまとめられ、教科書的に用いられることが多くありました。しかし、現在はインターネットで掲載した情報が短期間のうちに単行本としてまとめられることも増えています。

文献検索の仕方

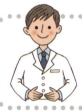

さて、次は文献の探し方についてです。前のページで、一次文献と二次文献の違いについて学びました。ここでは二次文献を使って一次文献を探す方法を学びましょう。

✚ 二次文献とデータベース

　二次文献とは、一次文献を探し出すための案内や手引きとなる索引誌、目録、書誌などのことでしたね。現在はインターネット上のデータベースを使うことがほとんどです。
　データベースは、「無料」、「個人登録をして無料」、「個人登録をして有料」、「特定の機関でのみ利用可能（大学図書館など）」といったものがあります。
　看護系学会では、日本看護科学学会、日本看護管理学会（学会誌掲載から1年以上経った論文のみ）が、学会誌に掲載された論文をホームページ上で無料公開しています。

✚ データベースを用いた検索の裏技

　データベースを使った検索の裏技をお教えしましょう。（裏技というほどでもないですが、あまり知らない方も多いので、ここでは「裏技」と称しておきます。）これはインターネットで検索する場合にも使える方法です。

●検索の仕方は3種類

　闇雲に検索しても、効率の良い検索はできません。短時間で、知りたい文献がパッと探せるような検索方法が3つあります。それは、AND検索（論理積）、OR検索（論理和）、NOT検索（論理差）という検索式です。
　一般的には、スペースを入れて「糖尿病　透析」のように入力すれば自動的にAND検索になることが多いです。また、OR検索、NOT検索についても、入力ルール（大文字か小文字か、文字の代わりに＋や－などの記号を使うかなど）はデータベースによって異なります。

▼検索の裏技：キーワードの組合せ（検索式）

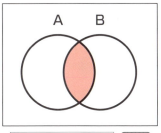
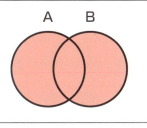
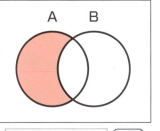

※実際の検索画面での入力方法は、データベースによって異なります。

- **AND検索（論理積）**
  AND検索（論理積）は、複数入力したすべてのキーワードを含む検索の方法です。

- **OR検索（論理和）**
  OR検索（論理和）は、複数入力したキーワードのいずれかを含む論文の検索方法です。

- **NOT検索（論理差）**
  NOT検索（論理差）は、複数入力したすべてのキーワードのうち、NOTの直後のキーワードを含まない論文の検索方法です。

おそらく、これら3つのうちで最も多い検索の仕方はAND検索（論理積）でしょう。しかし、他にもOR検索（論理和）、NOT検索（論理差）という検索式があることも覚えておくと、検索が捗りますよ。

インターネットからの引用

最近では、インターネットで検索をし、引用することも増えました。すぐに情報が見られるし、アクセスも簡単です。しかし、注意してほしいのは、インターネット上で公開された情報は、学術雑誌のような査読（雑誌に載せても良いかどうか専門家が審査すること）を受けていないことがほとんどであり、内容の信頼性には疑問が残ります。そのため、もし引用する場合は、複数のサイトの情報を照らし合わせるなどして、研究者自身が情報の質を吟味する必要があるため注意が必要です。

データベース検索

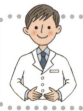

インターネット上の論文データベースを使って、文献を探してみましょう。ここでは、インターネットでアクセスできる論文データベースの種類を確認しましょう。

➕ インターネット上の論文データベース

原著論文や研究報告などの一次文献は、二次文献であるデータベースを使ってインターネットで検索ができます。以下におもなデータベースを紹介します。

●医中誌Web（http://www.jamas.or.jp/）

医中誌Webは、医学中央雑誌刊行会が運営する医学文献検索のためのデータベースです。国内発行の医学・薬学・歯学・看護学などの医学領域の約7000誌の文献情報を収載しています。

勤務先や在籍校の図書館で契約を結んでいる場合、無料で使用できます。また、個人向けサービスとして医中誌パーソナルWebがあり、個人契約すると、文献検索とネットでの文献複写依頼ができます。デモ版は無料で使用できますが、検索年に制限があります。

●CiNii（http://ci.nii.ac.jp/）

CiNiiは、国立情報学研究所が運営している学術情報データベースです。国内の学会誌、紀要などに掲載された論文約1700万件（2017年現在）を収録したデータベースCiNii Articlesと、全国の大学図書館が所蔵する約1000万件の本の情報を検索できるCiNii Booksとの2つのコンテンツで構成されています。

●最新看護索引Web（https://jk04.jamas.or.jp/kango-sakuin/）

最新看護索引Webは、国内唯一の看護分野に限定された雑誌文献情報データベースです。日本看護協会がデータ作成を行っており、初学者にも使いやすい仕様となっています。看護協会の会員図書館で所蔵する国内発行の看護および周辺領域の雑誌・紀要などに掲載された文献の中から看護の実践・研究・教育に関する文献を集めたデータベースです。

●メディカルオンライン（http://www.medicalonline.jp/）

メディカルオンライン（Medical Online）は、国内医学関連ジャーナルの文献配信サービスとして、文献検索からアブストラクト閲覧、文献PDF配信（一部FAX送信）を提供しています。くすり（添付文書）のデータベースとプロダクト（医療関連製品）データベースもあるのが特徴です。

● **PubMed** (https://www.ncbi.nlm.nih.gov/pubmed/)

PubMedは、米国国立医学図書館（National Library of Medicine）が運営している世界最大級の医学・生物学分野の学術文献データベースです。米国を中心に約2700万件以上（2017年現在）の記事があり、毎年約50万件が追加されていますので、常に最先端の情報を入手できます。

● **CINAHL** (https://www.ncbi.nlm.nih.gov/pubmed/)

CINAHLは、EBSCO社傘下のCINAHL Information Systems が制作した看護学のデータベースです。全米看護連盟と米国看護協会が発行しているすべての看護系雑誌と出版物など、3000誌以上の看護学や健康全般に関する文献を収載しています。勤務先や在籍校の図書館がCINAHLと契約していれば無料で使用できます。

▼メディカルオンライン

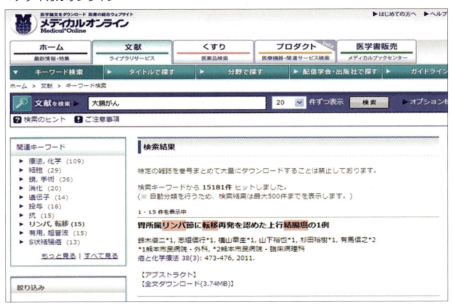

図書館蔵書のデータベース検索

検索した文献がデータベースから直接入手できない場合は、文献の所蔵図書館を検索して確認し、直接、所蔵図書館に出向いて自分で文献を複写（または貸借）する、あるいは文献複写（貸借）サービスを行っている図書館や業者に依頼することになります。文献の所蔵確認は、**OPAC**（Online Public Access Catalog）や CiNii Booksなどで行えます。

OPACとは、各図書館の蔵書が検索できるデータベースです。各図書館のホームページ上に「OPAC」あるいは、「蔵書検索」のアイコンが置かれていますので、文献の書誌的事項（表題、著者名、収載誌名、発行年、巻、号、収載ページなど文献の基本的情報）を入力し、欲しい文献が図書館に収蔵されているかどうかを確認します。

文献検討の仕方

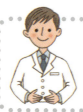

文献の検索の仕方がわかったら、次は探した文献の内容を吟味する文献検討を行います。ここでは、文献検討とは何か、どんなことをすればよいのかについて説明します。

文献検討とは

文献検討とは、簡単にいえば「文献を読んで、自分の研究テーマに関連しているか、どこまで研究が進んでいて何がまだ明らかにされていないのかを知ること」です。

文献検討の方法

文献検索の頁では、データベースを用いて、自分の研究に関連するキーワードを入力し、文献のタイトルから興味のある文献をピックアップすることができるようになりました。

では、次にピックアップした文献を使って文献検討をするにはどうしたらよいのかお教えします。文献検討の方法は大きく分けて2種類あります。

●文献検討の方法①
情報収集（広く浅く）

膨大な文献の中から、一つひとつじっくり読んでいては、キリがありません。大事なのは、自分の研究に関連する文献を早く見付け出し、たくさん集めることです。そのために、いくつかコツを伝授します。

・コツその①　適切な検索語（キーワード）

文献検索を効率よく行うためには、検索語（キーワード）を上手に選ぶことがコツです。キーワードは1つだけではなく、複数組み合わせて検索することで、ヒットする文献の数を絞り込むことができます。適切なキーワードは、**単語の組み合わせ**で検索しましょう。

例えば、糖尿病患者の血糖自己測定（SMBG：Self-Monitoring Blood Glucose）に関する文献を調べたいと思ったとき、「糖尿病患者の血糖自己測定」で検索するよりも「糖尿病　血糖自己測定」や「DM　SMBG」と検索した方が関連する文献が効率よく見付かります。

また、文献の種類（原著のみ）、抄録の有無、最新の5年分に限定するなど、**検索条件の設定**をすることで、より新しく、権威のある文献が見付かります。

・コツその② タイトルと抄録（アブストラクト）を読む

文献の数がある程度絞り込めたら、次は、ヒットした**文献の題名（タイトル）**を見ていきます。題名を読めば、内容がだいたい推測できるようになっています。題名を一つひとつ読み、自分の研究に関連しているか、興味があるかを判断し、じっくり読むべき文献をチョイスしていきます。

読むべき文献をチョイスしたら、次はそれぞれの**文献の抄録**を読みます。**抄録**とは、**要旨**、**要約**、**アブストラクト**（abstract）とも呼びます。抄録を読めば、その文献がどのような研究について書かれているのか、研究によってどんなことが分かったのかなどをかいつまんで知ることができます。

ここで、イメージがつきやすいように例を示します。

▼文献の抄録（例）

血糖自己測定を用いた糖尿病に関する生活習慣病指導の効果	
Author：	大口祐矢（A医科大学病院）
Source：	A県看護研究学会集録（1882-4986）20回 Page141-144（2017.12）
Abstract：	生活習慣病外来で血糖自己測定（SMBG）を用いた保健指導を実施した2型糖尿病患者10名（男性7名、女性3名、平均47.2歳）を対象に、指導前・指導後にHbA1c値、体重を測定し、ライフスタイルの変化や行動変容ステージなどについて評価した。HbA1c値は、指導前：平均8.2％から指導後：平均7.5％に低下した。体重は指導前：平均72.1kgから指導後：平均71.0kgに減少し、10名全員が減少した。指導前の行動変容ステージは全員が準備期もしくは準備期〜行動期への移行時期で、指導後は運動面での個人差はあるものの全員が行動期へと変化していた。SMBGは血糖値がリアルタイムに測定できるため、血糖コントロールへの意識が高まり、治療に積極的に参加する姿勢が見られた。

これは架空の研究であり、ここに書かれていることは実証されているわけではありません。文献の題名や抄録とは、どのようなものか具体的なイメージがつくように例として載せました。

ちなみに、Sourceは、この文献がどの雑誌の何ページに収録されているのかを示すものです。

抄録を読んで面白そうだなと感じた文献に絞って中身を見ていくと効率的です。

先輩ナース

●文献検討の方法② クリティーク（じっくり深く）

続いて、じっくり深く読むための方法としてクリティークという文献の読み方を伝授します。**クリティーク（critique）**とは、簡単にいえば**文献を批判的に読むこと**です。批判的に読むといっても、研究を否定するという意味ではなく、あくまで建設的な意見を述べることです。クリティークの目的は、

①研究論文を評価する
②研究の精度を上げる
③看護実践へ取り入れる

ことです。

どうすればさらに良い論文になるかを考えながらクリティークすることで、自分の研究では、どういうところを見ていったらよいかがわかるようになります。クリティークの方法は、大きく分けて2つあります。質的研究のクリティークと量的研究のクリティークです。

・質的研究のクリティーク

質的研究は、Chapter 2「研究テーマの型（23ページ）」で説明した、型Ⅰに当たります。質的研究は、仮説がありません。質的研究では、量的研究で行うように何らかの指標における得点の比較など、結果を数字で表すことはしません。インタビューや面接、観察などを通じてデータを収集します。こうして集めたデータにも、いろいろな研究方法や分析方法が開発されています。

ここでは、質的研究をクリティークする際のポイントを簡単にまとめました。順を追って確認しましょう。

1．確実性
確実性とは、対象者の選定法やデータ収集法、解釈を明記しているかということです。

2．信憑性
信憑性とは、**トライアンギュレーション***の活用がなされているかなどで評価します。研究のトライアンギュレーションは、方法論、研究者、データ、理論などを複数組み合わせることで可能です。

3．転用可能性
転用可能性とは、ある状況で得られた解釈が他の状況でも可能かどうかを評価することです。例えば、「心的外傷後ストレス障害（PTSD）」が、家庭内暴力や虐待など他の状況における心理反応にも当てはまるかを評価することと似ています。

4．現実との関連性
現実との関連性とは、研究成果が看護実践の問題と密接に関連しており、役に立つかどうかを判断することです。

▼研究のトライアンギュレーション

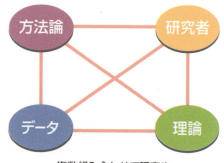

複数組み合わせて研究や
分析をするプロセス

＊**トライアンギュレーション**　直訳で三角測量を意味し、物事の1側面から見ただけではわからないことも、少なくとも3つの異なる方向から見るとその特徴などが、だいたいわかるということ。例として、立体の見方が挙げられる。

・量的研究のクリティーク

　量的研究は、Chapter 2「研究テーマの型（23ページ）」で説明した、型Ⅱと型Ⅲに当たります。これらは、仮説があり、研究を通じて仮説が正しいかそうでないかを実証する研究です。特に、原著論文は、研究の方法や結果の導き方など、研究内容について、ある程度の評価を受けている論文であるため、クリティークをするのに適した文献といえます。それでは、順を追って、クリティークの手順を確認しましょう。

1．「目的」と「結論」を読む（論理の一貫性をチェックする）

　論文を読んでいると、たまに研究目的と最終的な結論が違ってしまっているというものがあります。首尾一貫という言葉あるように、論理の一貫性は大切になります。それを判断するために、「目的」と「結論」の関係を見る必要があります。**研究目的は「問い」で結論は「答え」の関係に当たります。**例えば、研究目的が「勉強会を行うことで、手指消毒剤の使用量が増えるかどうか検討する」ならば、その答えとなる「結論」は「勉強会を行うことで、手指消毒剤の使用量が増えた」もしくは、「勉強会を行ったが、手指消毒剤の使用量は増えなかった」のいずれかになります。

2．「結果」を読む（客観性が重要）

　結果は結論を導くための証拠になります。結果は、基本的に図や表で示されています。研究の全体像を把握しながら、結果を読んでいきましょう。また、結果は証拠になるので、客観的に誰が見ても同じように受け取れるように表現されているか見極める必要があります。

　例えば、次のグラフは「世代別の懲戒処分者数」を示したものです。ぱっと見、10代〜20代が最も多く見えますが、よく考えてみると、これは10代と20代を合算したものである上、30代と40代が同数にもかかわらず30代の方が多く見えてしまうという錯覚の例です。見た目に惑わされないように注意が必要です。

▼世代別の懲戒処分者数

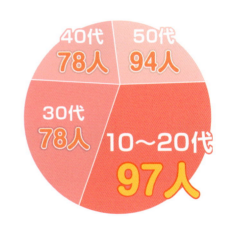

3．「考察」を読む

　考察を評価するポイントは以下の3点です。

①量研究で得られた結果を誇張した考察になっていないか。
②結果から判断せず、他者の意見や著者の経験で説得させるような考察になっていないか。
③研究で得られた結果に対して、十分な評価や分析がされているか。

4．「方法」を読む―再現性のチェック

　研究は**再現性**が重要です。再現性とは、論文を読んだ人が同じ方法で同じ結果が得られるかどうかということです。料理のレシピは、材料や調理時間、調理手順が記載されていますよね。それと同じように、研究においても、誰もが追試（再現）できるために、「いつ・どこで・誰に・何を・どのように」といった明確な記述が求められます。

5．「倫理的配慮」を読む

　量的研究では、患者やスタッフなど研究対象者（被験者）に何らかの介入を行うことも多いため、被験者に不利益を与えることがないようにする配慮が必要です。

筆者が研究を好きになるきっかけになった先輩の言葉

　看護研究は多くの看護師が苦手とするものだと思います。筆者も最初は、皆さんと同じで研究自体「面倒くさそう」とか「なんでこんなことやらなきゃいけないんだ」と思っていました。そんな筆者が最初に看護研究をやることになったのは、看護師になってから4年目のことです。ある日、当時の師長から、「学会に出てみない？」と誘われました。学会なんて、まったく関心がなかったので、そのときは、いったん返事を保留にしました。その後、先輩に学会について聞いたところ、返ってきたのは「学会に行くと交通費が出るし、発表が終われば旅行も観光もできるよ」という甘い言葉でした。「なんということでしょう。ちょっと発表するだけで旅費も出るし、遊びに行けるの!?」と驚いたものです。こんな甘い誘惑にまんまと騙された筆者はふらふらと看護研究という長く険しい道を歩むことになったのです。

　研究は辛いし大変ですが、私の研究のモチベーションは学会発表とセットになっている旅行です。頑張ったぶんだけ、普通の旅行と違って味わい深いというものです。筆者の場合は、研究の動機がちょっと不純かもしれませんが、なにか自分のモチベーションが保てるようになるものがあるといいですね。

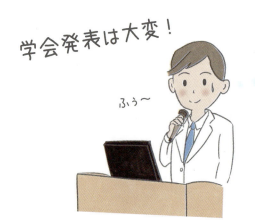

研究デザインがわかる

第3章までで、研究テーマが設定できるようになりました。
テーマが決まれば、次は研究の具体的な方法について勉強しなければいけません。
本章では代表的な研究方法を学びましょう。

研究デザイン

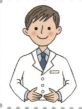

研究デザインは、Chapter 5で述べる「研究方法」の構成要素の1つになります。やや抽象的な概念を含みますので、少しわかりにくいかもしれませんが、研究を進めるうちにもう一度読み返すことで、きっと理解が深まることでしょう。

研究デザインとは

「研究のデザイン」ってなんだ？デザインは**設計**という意味だから・・・「研究の設計」ということかな？ はい、ほぼほぼ正解です。わかりやすくいうと、**研究の型**を意味します。

研究の型といえば、Chapter 2「研究テーマの型（本文23ページ）」で同じく型を勉強しましたね。研究デザインでは、研究テーマの型をさらに具体的に分けて考えていきます。もし、研究テーマの型が十分に理解できていなければ、いったん戻って読み返してみましょう。

研究デザインの種類

研究のデザインは大きく分けて2種類あります。それは、「質的研究」と「量的研究」です。しかし、研究初心者にとっては、「質」や「量」といわれても、いまいちピンと来ませんよね。そこで、わかりやすくいえば、

・質的研究は、文章や言葉を分析すること。
・量的研究は、数値を分析すること。

この2点に尽きると思います。数値の分析は四則演算など、なんとなくイメージができると思いますが、文章や言葉の分析ってなんだ？と思うかもしれません。まだここでは「ふーん」という程度で大丈夫です。これから、順番に説明していきます。

質的研究	量的研究
Evidence 認知症 疾病 Nightingale	5 10 2 86
文章や言葉を分析すること	数値を分析すること

質的研究と量的研究の違い

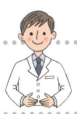

研究デザインは、質的研究と量的研究の2種類があることがわかりました。ここでは、それぞれの研究デザインの違いについて、詳しく説明します。

研究目的の違い

研究目的とは、研究のゴールを意味します。研究が最終的にどんな結果を得ることを目的としているかということです。

●質的研究　仮説や理論を作ること

質的研究では、研究対象をありのまま観察し、その会話や行動を文章や言葉にします。その文章や言葉をありのまま記録し、共通する性質やプロセスを考えることで、最終的に「これはこういうことが原因らしい」とか「こうやるとこうなるものらしい」という仮説や理論をつくることを目指します。仮説や理論を導く過程には、さまざまな考え方がありますので、真実が一つになるとは限りません。

●量的研究　仮説をもとに、一般化することや検証すること

量的研究では、もとからある理論や過去の文献（先行文献）による研究結果を活用して、仮説を設定します。その仮説が成立するかどうか、看護の現状に当てはめて「こういう場合も同じことが観察されるだろうか」「こうしても同じ結果が得られるだろうか」を確かめていくことで、一般的に成り立つ（一般化できる）かどうか検証していきます。仮説が成り立つか成り立たないか、最終的な真実は一つになります。

質的研究では真実が一つになるとは限りませんが、量的研究では最終的な真実は一つになります。

先輩ナース

研究の道具の違い

研究の道具とは、データを集めるために使う道具を意味します。使う道具の違いによって、集まるデータも異なってきます。

●質的研究　自分自身

質的研究では、研究に使う道具は自分自身になります。**質的研究**では、研究対象に面接をしたり、行動を観察したりすることで、その会話や言動をありのまま文章や言葉にします。そのため、集まるデータは自分自身の力量に左右されます。

●量的研究　質問紙や尺度

量的研究では、研究に使う道具は**質問紙**や尺度になります。質問紙は、飲食店にあるお客様アンケートをイメージしていただければどのようなものかわかると思います。**尺度**は、要するにアンケートのことですが、何を測定するためのアンケートなのか明確に決まっていて、質問項目も改変してはいけないという決まりがあります。取り扱いに制限がある特別なアンケートと思ってもらえれば大丈夫です。

研究対象の人数

研究対象とは、研究に協力してもらえる人のことです。質的研究と量的研究では、研究に協力してもらうために必要な人数が大きく異なります。

●質的研究　少ない

質的研究では、基本的に研究対象者数はそれほど多くありません。具体的に何人以上必要という基準はありません。5人未満の研究もありますし、数十人を対象にしたものもあります。

●量的研究　多い

量的研究では、データを多く集めるため、基本的に研究対象者数は多ければ多いほど良いとされています。しかし、対象者を多く集めることが難しい場合は、アンケートの回収率（データの回収率）を高める工夫をすることも効果的です。

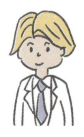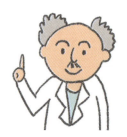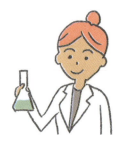

人が多ければいいってものではない！
例えば、畑違いばかりでは意味をなさなかったり…

研究プロセスの違い

研究プロセスとは、研究の過程のことです。ここでは、とくに研究方法における違いについて説明します。

●質的研究　何度も往復する

質的研究では、会話や行動などのデータを収集した後、分析を行い、その結果を受けて、さらに新たなデータを収集するために計画を修正するなど、データの収集と分析を同時進行で行っていきます。研究結果については、データをカテゴリー分けしたり、分類したりする（抽象化、一般化）などして、その後さらにデータ収集を行うといったように、何度も結果と考察を往復する作業をします。

●量的研究　直線的に進む

量的研究では、設定した仮説を検証するために、具体的な研究計画を立て、実施・分析し、仮説が成立するかどうか検証するという、直線的な流れをたどります。結果については、データを分析し、結果がそろった時点で考察を行っていきます。

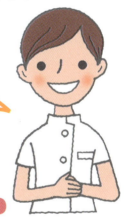

質的研究では、何度も結果と考察を往復する作業を行いますが、量的研究では、結果がそろった時点で考察を行います。

---

column 研究テーマを決めるときに陥りやすいミス

いざ研究に取り掛かろうとすると、最初にぶち当たる壁は研究テーマを決めることです。研究テーマはなかなか決まらないので、時間をかけていろいろ考えているうちに、いつの間にか整理整頓のこととか、最もコストパフォーマンスが高い靴はどれかなど、看護からかけ離れたテーマになりつつあることがよくあります。

せっかく研究を行うのですから、看護に貢献ができるようなテーマにしなければいけません。単なる業務改善や自分たちの動きやすさではなく、患者さんのために何ができるのかを第一優先として研究テーマを考えていきましょう。

その他の違い

質的研究と量的研究には、その他にも計画段階での結果の想定や研究者と研究対象者の関係など、いくつか違いがあります。それらを含めて表にまとめましたので、ご確認ください。

▼質的研究と量的研究との相違

	質的研究	量的研究
研究目的	仮説（理論）作成 あるがままの現象を観察、記述し理論化やモデル化を行う	仮説（理論）検証 理論やモデルが、実際に観察される現象にも当てはまるかどうかの検証を行う
データの収集方法	・観察法（参加観察） ・観察法（非参加観察） ・面接法（個人面接） ・面接法（集団面接） ・面接法（電話面接） ・インタビューガイドなど	・観察法（非参加観察） ・観察法（生体・環境の観察） ・質問紙法など
データの種類	音声、文章など	数値
研究対象者の人数	少ない	多い
統計分析	しない	する
結果としての真実	複数	ひとつ
計画段階での結果の予測	わからないことが多い	おおよそ予測ができる
研究プロセス	反復する	直線的に進む
研究者と研究対象者の関係	分離されていない（客観性が低い）	分離されている（客観性が高い）
ほかの名称	・帰納的研究 ・記述的研究 ・理論的研究	・演繹的研究 ・分析的研究 ・実証的研究

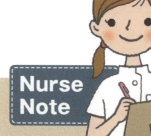

帰納的と演繹的

帰納的： ありのままの現象を観察し、「こうやるとこうなるものらしい」という「仮説」を見出すこと。

演繹的： こういう仮説があるから、「この場合も同じことが観察されるだろうか」という「法則」を見出すこと。

研究デザインの選択

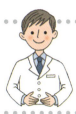

研究デザインについて、大きく2つあることを説明しました。次に、研究デザインの選択をします。ここでは、あなたの研究テーマはどれにあたるのか考えてみましょう。

 ## 研究デザインの選択

研究テーマをもとに、研究デザインを考えていきましょう。

前の節で説明したように、**仮説や理論の作成**を目的としている場合には質的研究を、仮説や理論の検証を目的としている場合には量的研究を選択することになります。

▼研究デザインの選択

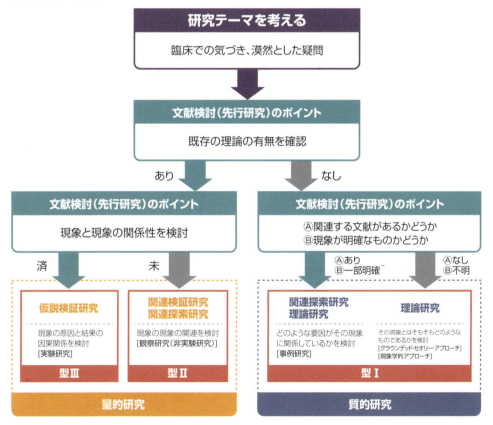

出典：『看護研究の進め方 論文の書き方 第2版 (JJNスペシャル)』早川和生著、医学書院、2012年刊

研究デザイン選択のプロセス

　Chapter 2「研究テーマの型（本文23ページ）」で説明した、「研究テーマの型」を思い出してみましょう。研究テーマが「型Ⅰ：○○とはどのようなものか？」の場合、まだ先行研究が少なく、既存の理論がなかったり仮説を立てるほどにはその現象が明らかになっていなかったりします。この場合は、仮説をつくり出すような研究デザインである質的研究を選ぶことになります。

　一方、研究テーマが「型Ⅱ：○○が起こることと△△が起こることには何か関連があるのではないか？」や「型Ⅲ：○○が起こる原因は△△ではないか？」の場合、ある程度の先行研究があり、多くの場合、研究テーマに関連した理論もあります。仮説を立ててそれが正しいかどうかを確かめることになるため、量的研究を選ぶことになります。

質的研究の種類

　質的研究の研究方法には、グラウンデッド・セオリー・アプローチ（Grounded Theory Approach：GTA）、現象学的アプローチ、文化人類学研究、歴史研究、文献研究、事例研究（ケーススタディー）などがあります。

　これらの質的研究のうち、看護研究で最もよく用いられるものは、**グラウンデッド・セオリー・アプローチ**と**事例研究（ケーススタディー）**です。

　以下に、それぞれの研究方法について説明します。すぐには使わない方法もあるかもしれませんが、知識としてぜひ覚えておいてください。

●グラウンデッド・セオリー・アプローチ（GTA）

　グラウンデッド・セオリー・アプローチでは、インタビューや面接などで得られたデータを分析します。まず、研究対象者が話した言葉（データ）を文字で起こし、それを文節や文章のまとまりごとに細かく分けます。次に、ラベルを付けて、グループ化したりグループを関連づけたりすることで、相関関係を調べる方法です。日本では、修正版グラウンデッド・セオリー・アプローチ（Modified Grounded Theory Approach：M-GTA）がよく使用されています。

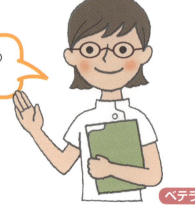

研究の初心者が取り組むことが多いのは、事例研究です。

●事例研究（ケーススタディー）

事例研究は、ある現象が起こるすべての場合を網羅することができない場合に、1つまたは複数の事例を取り上げて、その過程を様々な要因から考えることで、一般法則を見出していく方法です。

●現象学的アプローチ

現象学的アプローチは、哲学的な分析手法で非常に難解な方法になります。現象学とは、人々の生活で得る経験がどのようなものか、それはその経験をしている人にとって何を意味しているのかを考える学問です。現象学的アプローチには2つあるとされています。

1つ目は、「患者の病気体験ないし、その意味をその人が体験しているがままにありのままに理解し認識しようとするために、**現象学的還元***の遂行や**現象学的態度***を求めるもの」であり、2つ目は、「病気を体験している患者やその家族、そして彼らにケアという仕方で関わる看護師の在り方を理解し解釈するためにそもそも人間という存在者がどのような在り方をしているのかについて現象学に知見を求めるもの」だとされています。研究テーマが、研究対象者の「生きられた体験」に触れることで見えてくるようなものの場合、適した分析手法です。

●文化人類学研究（エスノグラフィー）

文化人類学研究は、人間の生活様式全体の具体的な在り方（人類の社会的・文化的側面）を探る研究であり、研究者自身が研究対象者の属する文化圏に入り込み、その文化を内側から深く観察し、記述することを目的としています。例えば、救命救急センターで働く看護師の実情を知りたい場合、実際に現場に参加して一緒に働くなどすることで実情を把握するということなどが挙げられます。

●文献研究・歴史研究

文献研究は、検討したいテーマに関連する質の高い文献を網羅的に収集し、その内容を批判的に吟味しながら、文献に書かれている内容について理解を深めていく研究です。

歴史研究は、文献研究の一種であり、文献の内容と共にその文献史料の位置づけや性格そのものをも研究対象とするものです。

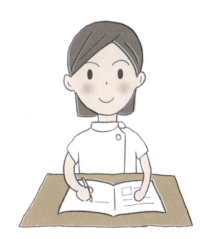

***現象学的還元** 「世界はもともとそこにある」ではなく、「自分が、認識したから世界があると感じる」というように、客観的な存在ではなく、主観的に表れている様子から、世界の存在について確信を抱くという逆の発想による考え方。

***現象学的態度** 「世界はもともとそこにある」ではなく、「世界は自分のどのような意識の働きで存在しているのか」といった考えを常に抱きながら、世界と対峙していく姿勢のこと。

量的研究の種類

量的研究には大きく分けて2種類あります。それは、「実験研究」と「観察研究（非実験研究）」です。要するに、「**介入するか**」、「**介入しないか**」ということです。

●実験研究

実験研究には、ランダム化比較試験（Randomized Controlled Trial：RCT）と非ランダム化比較試験（Non- Randomized Controlled Trial：NRCT）があり、さらに**盲検化**（研究対象者に、どの治療や薬が投与されているかを特定されないように内緒にすること）しているかどうかによる違いもあります。**ランダム化（無作為化）** とは、いくつかある治療法のうち、どの研究対象者にどの治療が行われるか無作為に行う過程のことです。研究者の恣意性を減らすために行われます。

- **ランダム化比較試験**　研究対象者をランダムに治療する群（被験者群）と治療しない群（対照群）に分けて効果を測定する方法。
- **非ランダム化比較試験**　振り分けをランダムにしない方法。

●観察研究（非実験研究）

観察研究（非実験研究） には、主なものが3つあります。「横断研究（cross sectional study）」と「コホート研究（cohort study）」と「症例対照研究（case control study）」です。それぞれの特徴は、時間の取扱い方の違いで定義するとわかりやすいです。

- **横断研究**　ある一時点における集団に起こる現象（疾病など）の観察を行うもの。
- **コホート研究**　ある集団に対して一定期間（数年から数十年）にわたり、追跡調査（フォローアップ）をすることによって、疾病の発生を観察し、その原因となる可能性のある要因（喫煙、飲酒など）との関連性を調べる研究。
- **症例対照研究**　調査時点からさかのぼって、これまでに起きた事象を調査するもの。**後ろ向き**（retrospective）**調査**とも呼ぶ。ある疾病を持つ集団と持たない集団の2群を設定し、両者を比較する研究。

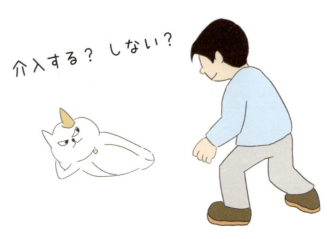

その他の研究デザイン

量的研究の中には、データを自分で収集する以外に、既存のデータを利用する研究デザインもあります。その代表的なものにシステマティックレビュー（系統的レビュー）があります。

●システマティックレビュー（系統的レビュー）

システマティックレビューとは、あるテーマについて収集した個々の臨床試験の文献やデータベースを、系統的かつ総括的に評価する研究のことです。有名なものに、**コクラン・システマティックレビュー**があり、根拠に基づいた実践（EBP：Evidence Based Practice）を行うために情報が提供されています。

●マルチメソッド（ミックスメソッド）

一般的には、1つの研究目的に対して、選択する研究デザインは1つであることが多いのですが、大規模な研究の場合には、複数の研究デザインを組み合わせて研究を行うこともあります。質的研究と量的研究を組み合わせた研究のことを**マルチメソッド（ミックスメソッド）**と呼ぶことがあります。

▼研究デザインの種類

質的研究	量的研究	
	実験研究	観察研究
グラウンデッド・セオリー・アプローチ（GTA） 事例研究（ケーススタディー） 現象学的アプローチ 文化人類学研究（エスノグラフィー） 文献研究 歴史研究	ランダム化比較試験 非ランダム化比較試験	横断研究 コホート研究 症例対照研究

> 既存のデータを利用する研究デザインの代表が「システマティックレビュー」です。
>
> ベテランナース

column 大学院の授業と看護研究

　筆者は現在、大学院に通いながらこの本を執筆しています。大学院の授業は、大学までの授業とはちょっと雰囲気が変わります。大学院では、学生が主体となる授業が基本です。与えられた課題について調べて、パワーポイントにまとめ、みんなの前で発表するというものが多くあります。皆さんが「授業」と聞いて想像する学習はペタゴジーといい、知識の詰込みがメインですが、大学院の授業はアンドラゴジーといい、これまでの経験がベースになっています。つまり、ただ知識を詰め込むだけではなく、制度の遍歴や看護理論などを学び、これまでの看護師としての臨床経験に結び付けて考えていくことになります。

　看護研究でも同様に、手順や方法を学ぶだけではなく、これまで臨床で遭遇した様々な場面を振り返り、そこに結び付けてどのような問題が存在しているのか、どのような要因が関連しているのか考えることが必要になります。日々の業務の中で、豊かな経験をしているほど研究は進めやすいと思います。これまでの経験の引き出しをたくさん開けましょう。

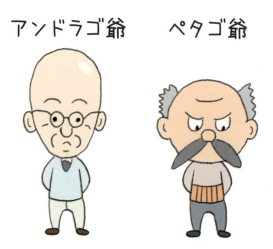

chapter 5

研究の具体的な進め方

研究デザインが決まったので、次はいよいよ、
研究の具体的な実践の段階に移ります。
研究計画書を作成し、データを集めて分析をしていきます。

研究計画書の書き方

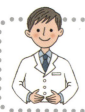

次は、研究計画書の作成に入ります。研究計画書とは、その名のとおり、研究の計画を示すものです。書く項目や内容はおおよそ決まっていますので、ここではその概要を学びましょう。

研究計画書の構成

まずは、研究計画書はどのようなものなのかを知るために、下図を見てください。

▼研究計画書の構成

タイトル（題名）
何についての研究なのかわかるようなタイトルを考える

序論
背景（対象者の特徴や現状、社会情勢など）　　　　　　　　「近年○○の患者が増加して〜」
↓
動機（なぜ研究しようと思ったのか）　　　　　　　　　　　「当院でもこんな問題があり〜」
↓
意義（研究しなければならない理由、研究のメリット）　　　「○○は重要な問題で〜」
↓
文献検討（先行研究がどこまで進んで、どこがまだなのか）　「しかし研究は少ない」
↓
研究目的（研究疑問に合せて何を明らかにするのか）
　　　　　　　　　　　　　　　　　　　　「そこで○○を目的とした研究に取り組んだ」
用語の操作的定義（読み手に共通認識して欲しいキーワードの定義付け）
　　　　　　　　　　　　　　　　　　　「なお、○○とは「△△」と操作的に定義する」

研究方法
対象者（対象者の条件、事例でまとめるときは事例紹介：個人が特定されないよう注意）
データ収集方法（データをどうやって収集したか、項目はどのように作ったか、どんな項目か）
分析方法（データの具体的な分析方法）
研究期間（データを収集した期間）
倫理的配慮（対象者の権利擁護、安全確保のために具体的にどんな対策をとったか、倫理委員会の審査）

研究計画書は、図のように大きく分けて、次の3つで構成されています。

① タイトル（題名）
② 序論
③ 研究方法

これらを順に説明していきます。

●タイトル（題名）

研究計画書の最初に、研究のタイトル（題名）を書きます。これは、研究計画書のタイトルであると共に、研究発表をする際や論文を書く場合にも使います。そのため、タイトルは非常に重要です。まずは、仮のタイトルをつけておいて、研究計画の内容がはっきりしたら、正式に決定するとよいでしょう。

●序論

研究計画書の本文の最初に、序論を記述します。序論は、他にも「緒言」、「はじめに」などと書かれることもありますが、本書では「序論」で統一しています。

序論は、一見すると、主役ではなくて脇役、どちらかというと料理の付け合わせとか何かのおまけのような気がしますが、まったく違います。むしろ、序論こそが研究計画書を書くうえで最も重要な部分で、相当なエネルギーを使い、書くのに苦労する部分なのです。

序論は、大きく分けて次の5つの要素から構成されています。

1. 背景

背景では、研究テーマについて、臨床現場や社会一般においてどのような話題があり、どのような問題点が生じているのかについて述べます。

2. 動機

動機では、あなたが研究をしようと思った経緯（どんな問題があると気づいたのか）や、なぜそれについて明らかにしたいと考えているのかについて述べます。

3. 意義

意義では、あなたが研究を行うことでどんなよいことがあると考えられるのか、日々の看護実践にどのように役立つか、研究には緊急性があるのか（喫緊の課題であるといえるのか）について述べます。

4. 文献検討

文献検討では、研究テーマについて、これまでにどのような研究が実施されて、何がすでに明らかにされているのか、何がまだ明らかにされていないのかをまとめることが重要です。

5. 研究目的

研究目的では、自分の研究で何を明らかにしたいのかを簡潔に1つの文（ワン・センテンス）で述べます。研究目的は、あなたの研究テーマの仮説を、表現を変えて言い換えたものともいえます。

6．その他 用語の操作的定義

用語の操作的定義では、あなたの研究ではある用語をどの範囲まで適応するのか定義します。例えば、若手看護師、中堅看護師、ベテラン看護師について、「**若手看護師：１〜３年目、中堅看護師：４〜９年目、ベテラン看護師：１０年目以上とする**」というようにです。

ここで注意しなければならないのは、**用語の操作的定義は用語の説明とは異なる**ということです。**あなたの研究では、どのように扱うのか**ということを明確にする意味で使います。

●研究方法

研究方法では、対象者やデータ収集方法、分析方法、研究期間、倫理的配慮などについて述べます。研究方法は、研究を行うにあたって、誰を対象に、何のデータを、いつ、どこで、どのようにといったことを決めていく過程になります。

研究方法は研究テーマの型で決まります。研究テーマと型、研究デザインについては、Chapter 2 や Chapter 4 で説明しましたので、復習しておきましょう。研究方法の詳細については、次ページから説明していきます。

研究計画書は、タイトル（題名）、序論、研究方法で構成されます。結果や考察、結論は研究発表で公表します。

先輩ナース

---

column

研究計画書は絶対に必要なの？

結論からいえば、研究計画書は書いた方がよいです。でも、「研究をしたことはあるけど、計画書なんて書いたことないよー」という方、多いのではないでしょうか。正直なところ、研究計画書がなくても研究はできますからね。しかし、本来は研究計画を書いて、やろうとしている研究が倫理的に大丈夫かどうか倫理審査委員会の審査を受けるべきです。研究対象者の尊厳や人権を守るためです。

また、研究計画書を書く目的は、倫理審査を受けるという以外に、研究の質を保証するという目的があります。研究結果を発表する際、事前に決めた方法で研究を行った結果なので、「自分に都合の良い（恣意的な）結果を出しているわけではない」ということの証明になります。その研究が画期的で重要であるほど、こうした研究の質を保証することは大切になってきます。

以上のような理由から、研究計画書はできるだけ書くようにしましょう。

データ

研究方法について説明する前に、まずは、データについて理解しておきましょう。研究とは端的にいえば、データを集めて分析した結果、何が分かったのかをまとめることです。そのために、まずはデータを集めなければいけません。

➕ データとは

データという言葉の定義はいろいろ考えられますが、**看護研究でいう「データ」というのは、情報を生み出す材料のことです。データを処理して解釈を加えると「情報」になります。**

データには、質的データと量的データの2種類があります。

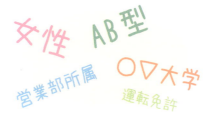

質的データは足し算引き算ができない

● 質的データ（質的変数）

質的データとは、**文字で表されたデータ**のことです。種類や分類分けをしたデータともいえます。例えば、性別、血液型、最終学歴、所属部署、保有資格などがあります。また、そのままのデータでは足し算や引き算ができないという特徴があります。さらに質的データは、データを評価する基準（これを**尺度**と呼びます）として、**名義尺度**と**順序尺度**に分類されます。

1．名義尺度

名義尺度とは、**分類の順番に意味が無いもの**です。たんなるラベルともいえます。
例えば、次のようなものがあります。

性別	1．男性	2．女性	3．その他		
血液型	1．A型	2．B型	3．O型	4．AB型	
保有資格	1．准看護師	2．看護師	3．保健師	4．助産師	5．その他

このように番号を割り振ったときの数字の順番はただのラベルで、2は1の2倍というような意味はなく、計算もできません。

2．順序尺度

　順序尺度とは、**分類の順番に意味があるもの**です。一般的なアンケートでよく使われます。
　例えば、次のようなものがあります。

質問1．悩んでいることがありますか？
1．まったくない　2．あまりない　3．どちらともいえない　4．ややある　5．大変ある

質問2．看護師としての経験は何年目ですか？
1．1〜2年目　　2．3年〜4年目　3．5〜10年目　4．11年目以上

　このように番号を割り振ったときの数字の順番は、1よりも2の方が程度が高いとか低いという意味があります。ただし、これも順番を計算して、質問1では、5の方が1に比べて5倍悩みがあるということではありません。順序尺度では、演算には意味がないことを覚えておきましょう。

●量的データ（量的変数）

　量的データとは、**数字で表されたデータ**のことです。実測値をそのまま入れたものだといえます。例えば、患者数、年齢、金額（コスト）、テストの点数、手指消毒剤の使用量、気温などがあります。また、「○人多い」、「○万円少ない」、「○歳差がある」などのように、足し算や引き算をしても意味が通じるという特徴があります。

　さらに量的データは、データを評価する基準（尺度）として、**比率尺度（比尺度）**と**間隔尺度**に分類されます。

・比率尺度（比尺度）

　比率尺度とは、**ゼロがまったくないことを意味するデータ**のことです。例えば、患者数、金額（コスト）、手指消毒剤の使用量などがあります。患者数が0人の場合は、患者がまったくいないことを意味しており、金額が0円の場合は費用がまったくないことを意味しています。さらに、比率尺度では、足し算や引き算のほかに、**掛け算や割り算もできる**という特徴があります。「○倍の人数がいる」、「半分のコストしかかからない」などのように、**比率**にも意味があります。

・間隔尺度

　間隔尺度とは、**ゼロがひとつの状態に過ぎないデータ**のことです。例えば、年齢、テストの点数、気温などがあります。年齢が0歳の場合は、年齢がまったくないわけではないし、テストが0点の場合は、点数がまったくないわけではありません。どちらも、0という状態でしかないです。また、比率尺度と違い、掛け算や割り算ができません。「80歳は20歳の4倍」というのは、少し違和感がありませんか？「80歳は20歳と60歳差」の方がしっくりきますよね。テストの点数においても、「90点は30点の3倍」というよりは、「90点は30点と60点差」の方が良いですね。このようにデータの**間隔（差）**に意味があります。

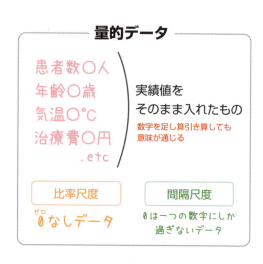

▼質的データと量的データの差異

データの種類	データの意味	尺度の種類	尺度の意味	データの例	可能な計算
質的データ（質的変数）	分類や種類を区別するためのデータ。そのままでは足し算や引き算ができない。	名義尺度	分類の順番に意味が無いもの。単なるラベル。	性別 血液型 保有資格	できない
		順序尺度	分類の順番に意味があるもの。	順位 経験年数 満足度	計算できないが順序（大小）の比較は可能。
量的データ（量的変数）	数値として意味のあるデータ。足し算や引き算ができる。	比率尺度	データの比率に意味があり、ゼロがまったくないことを意味するデータ。	患者数 金額（コスト） 消毒剤の使用量 体重	足し算 引き算 掛け算 割り算
		間隔尺度	データの間隔に意味があり、ゼロもひとつの状態にすぎないデータ。	年齢 テストの点数 気温 西暦	足し算 引き算

補足

　この順序尺度の「質問1．悩んでいることがありますか？」に対する回答である「1．まったくない　2．あまりない　3．どちらともいえない　4．ややある　5．大変ある」は、量的変数の間隔尺度ではないかと思われる方もいるかもしれません。しかし、「1．まったくない」と「2．あまりない」との悩みの程度の差が、「4．ややある」と「5．大変ある」との差と同じとはいえません。そのため、この場合は、質的データの順序尺度にあたります。ただし、実際に分析を行う場合には、一応このことを理解したうえで、量的データとして分析する場合もあります。

尺度の種類とその違いをしっかり押さえましょう。

ベテランナース

5　研究の具体的な進め方

変数とは

　研究で集めたデータは、そのままでは使えません。集計し、統計分析をすることでデータの集合体の中に隠れていたものが見えてきます。統計分析というのは、看護研究を行う初心者にとっては非常にとっつきにくく、難しいものというイメージがあります。統計分析に関する参考書を開いても、初心者には難しいことばかり書かれており、理解に苦しみます。本書では、難しい統計もできるだけわかりやすく解説してありますので、読み進めるうちに徐々に理解が深まることでしょう。

　さて、統計分析に関して勉強を始めると、まず、最初につまずくのが「変数」というものです。「変わる数」と書きますが、何が変わるのかいまいち言葉の意味も理解できないというのが正直なところでしょう。ここでは、細かいことは置いておいて、変数について簡単に説明します。**変数とは、質問紙の中の質問項目のこと**です。

　例えば、次の表を見てください。

ID	性別 （1：男性、2：女性）	生活満足感 （1：満足、2：やや満足、3：やや不満、4：不満）	年収 （万円）
001	1	2	300
002	2	3	400
003	1	1	500

　この表は、1番上の行に質問項目（性別、生活満足感、年収）があり、それぞれのID（個人を識別するための番号）の回答者がどのように回答したかを表しています。これら**ID、性別、生活満足感、年収**はすべて変数と呼ばれるものです。

　つまり、**質問項目（IDを含める）は、回答者によって、取り得る値（回答や数値）が変わる**ため、**変数**と呼ばれます。

　さらに、変数は変数同士の関係によって、**独立変数**（説明変数ともいう）と**従属変数**（目的変数ともいう）に分けられます。例えば、バネにおもりを付けてバネがどのくらい伸びたかをグラフにすると右図のようになりました。横軸はおもりの重さ、縦軸はバネの伸びた長さを表します。

●独立変数（説明変数）
　横軸の「おもりの重さ」が独立変数で、**物事の原因**ととらえることもできます。

●従属変数（目的変数）
　縦軸の「バネの伸び」が従属変数で、**物事の結果**ととらえることもできます。

▼独立変数と従属変数

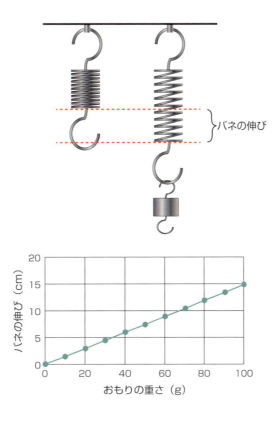

これらを研究に当てはめてみると、例えば、次のような感じになります。

①「身長・体重・年齢・摂取カロリー」などを独立変数とし「血清コレステロール値」を従属変数とする。
②「筋肉量・体脂肪率・身長」などを独立変数とし「男であるか女であるか」を従属変数とする。
③「白血球数の度合い（多いか少ないか）・赤血球数の度合い（多いか少ないか）・年齢（幼年か青年か中年か）」などを独立変数とし「ある病気の発症の有無」を従属変数とする。

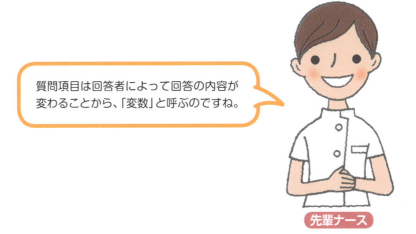

研究対象者

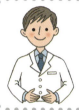

研究対象者とは、研究に必要なデータを取るために、調査や測定やインタビューなどを受けてくれる人たちのことです。この人たちは、研究の意義を理解し、自分の意思で研究に協力してくれる大切な人であることを意識して研究協力の依頼をしましょう。

研究対象者の選び方

研究対象者としてだれを選んだらよいのかは、研究テーマによって変わってきます。あなたの研究テーマは3つの型「型Ⅰ：実態調査、事例研究、型Ⅱ：観察研究（実験をしない研究）、型Ⅲ：実験研究」のうちどれに当てはまるのか確認しましょう。

●質的研究（型Ⅰ）の場合

研究対象者は、あなたが着目している**特殊性のある個人や集団**です。例えば、事例研究の場合、特定の疾患を有する患者やその家族など、ある一定の特徴を持った人に着目しているはずです。逆にいえば、ある一定の特徴を持った人や集団を対象にするのでなければ、事例研究を行うことは適切ではありません。理論研究でも同様です。

▼特殊性のある個人や集団

例えば、特定の病気を持った患者やその家族。

●量的研究（型Ⅱ、型Ⅲ）の場合

研究対象者は、**研究テーマを代表する集団**です。例えば、「二交代制の病棟で勤務する看護師の夜勤前の過ごし方と勤務後の疲労感との関係」について、量的研究を計画しているとします。まず、研究対象者は看護師であることは当然ですね。しかし、全国にある二交代制の病棟で勤務する看護師全員を研究対象者とすることはできるでしょうか？　それは難しいですよね。全員が無理であれば、一部の看護師たちを何らかの方法で選んで研究対象者になってもらうしかありません。

ここで大切なのは、一部の看護師のみを対象とした研究の結果が、二交代制の病棟で勤務する看護師全員にも当てはまるような選び方をすることです。いい換えれば、選ばれた対象者が、二交代制で勤務する看護師全員を**代表する人たち**であるとみなせるように選ぶ必要があります。

これらについて統計用語では、全国の二交代制の病棟で勤務する看護師全員を**母集団**、その中から研究対象者として選ばれた人たちを**標本**（**サンプル**や**標本集団**とも呼びます）と呼びます。また、母集団から標本を選ぶことを**標本抽出**と呼びます。

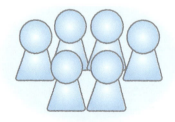

▼母集団・標本集団

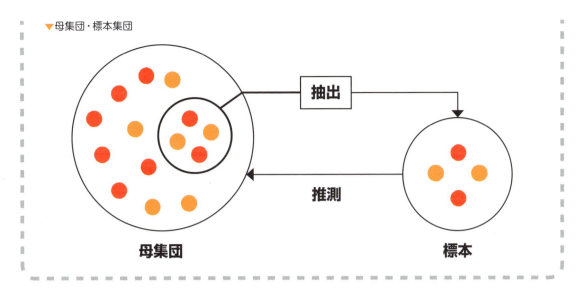

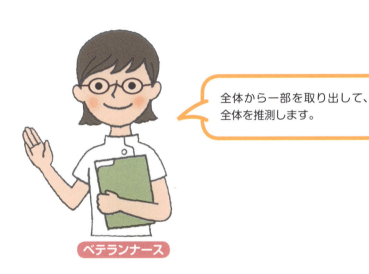

全体から一部を取り出して、全体を推測します。

ベテランナース

便宜的な抽出

院内の看護研究では所属病棟の看護師や患者を研究対象者とすることが多い。その場合は、研究テーマを代表する集団とはいえないが、便宜的抽出（とにかく調査しやすい対象を標本とする手法で、標本抽出に時間をかけられないときなどに便利な方法）でもよいとされることもある。

データの集め方

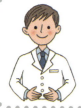

データを集めるために、どこで集めるか、期間はどうするか、どうやって集めるかなどを考えなければなりません。こう書くと、少し面倒な感じがしてきますが、落ち着いてやれば大丈夫です。それでは、一つずつ順番に考えていきましょう。

➕ データの収集場所

　データを収集するためには、研究対象者ができるだけ多い場所に依頼をしなければいけません。院内で行う研究であれば、所属病棟や他の病棟・部署へ協力を依頼すれば、院内で完結するかもしれません。特定の疾患をもつ患者を対象にしたり、一般化（一般的に成り立つようにすること）を目指したりする場合は、他の病院や複数の施設に依頼が必要になるかもしれません。

　研究の対象となった病院や施設は、あなたの研究のフィールドと呼ぶことがあります。研究目的を達成するためには、どの**フィールド**を選ぶかや、1か所で十分なデータを得られるとは限らないため、複数箇所でのデータ収集を検討するということも必要になります。

➕ データの収集期間

　フィールドが決まったら、次はデータ収集に要する期間を設定します。調査に要する期間は調査内容によって異なります。患者数が少ない疾患を対象とする場合は、研究に必要なデータの数が集まるまでに時間がかかります。調査票を郵送する場合は、業務に支障が出ないよう返送期限にある程度の期間を設けます。病院や施設によっては、倫理審査委員会を設けて、研究に倫理的問題がないか検討してから依頼を受ける場合もあります。院内で行う研究であれば、もう少しスムーズに進むかもしれませんが、ある程度の期間を要することは同じです。

　このように、データを収集する期間は、さまざまな要素を考慮しなければならないということを覚えておきましょう。

データの収集方法

看護研究で行うデータの収集方法は、主に次の4つです。

① 尺度（ある特定のことを測定するものさしのようなもの）
② 質問紙
③ 面接法
④ 観察法

これらのデータ収集方法は、上のものほど、やり方が簡単で、下にいくにつれて難しくなります。つまり、上のものほど研究をする人の腕の影響を受けずに結果が得られますが、下にいくほど研究をする人の腕や能力、技術の影響を受けるため、高度な技術が必要になります。

ここでは、研究の初心者が使うことが多い①尺度や②質問紙を使ったデータの収集方法について説明します。（③面接法については本文72ページコラム参照）

●尺度を使った方法

日本看護協会出版会発行の「看護学事典」によると、**尺度**は「ある事柄（特性）について、一定の規則に基づいて数字や記号を割り当てる。つまり測定するときに使う基準のことである」とされています。尺度は**ものさし**とも呼びますが、研究初心者には、ものさしではイメージがつきにくいです。そこで、尺度をいい換えると、要は**アンケート**のことです。しかし、尺度は何を測定するためのアンケートなのか明確に決まっていて、質問項目も改変してはいけないという決まりがあります。そのため、尺度は**取扱いに制限がある特別なアンケート**と思ってもらえれば大丈夫です。

看護領域では、心理・社会的な尺度がよく使われます。心理・社会的な尺度の一例として、「STAI（State-Trait Anxiety Inventory：状態－特性不安検査）日本語版」というものがあります。これは、成人の不安の状態を測定する尺度です。看護研究での活用の一例としては、患者が現在どのような不安を抱えているか、それがどの程度なのかを知りたいときに使うことができます。

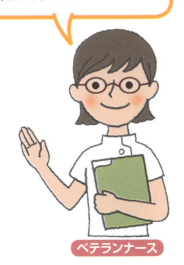

本文69ページに尺度の一例が載せてあります。

ベテランナース

▼STAI日本語版の項目

自己評定質問紙（STAI）X-1型　　No.＿＿＿＿

検査年月日	年　　年　　日　AM・PM　　時　　分	満　　才
フリガナ 氏　　　名		男・女　　　学部　　年　　番

＜記入の仕方＞

ここには、人が自分を言い表す言葉をいくつかあげてあります。
それを読んで、あなたがたった今、この瞬間にどう感じているか
について、各項目の右欄の最もよくあてはまる箇所に○をつけて
ください。正しい答えとか、間違った答えというのはありません。
あまり深く考えずに、現在の自分にほぼ合うと思われるところに
印をつけていってください。

	まったく感じていない	いくらか感じている	かなり感じている	はっきり感じている
1. おだやかな気分である。	1	2	3	4
2. 安心している。	1	2	3	4
3. 緊張している。	1	2	3	4
4. くよくよしている。	1	2	3	4
5. 気楽な気分である。	1	2	3	4
6. まごついている。	1	2	3	4
7. 何かよくないことが起こりそうな気がして心配している。	1	2	3	4
8. 安らいでいる。	1	2	3	4
9. 何か不安である。	1	2	3	4
10. 快適である。	1	2	3	4
11. 自信がある。	1	2	3	4
12. ビリビリしている。	1	2	3	4
13. いらいらしている。	1	2	3	4
14. 興奮している。	1	2	3	4
15. リラックスしている。	1	2	3	4
16. 満ち足りている。	1	2	3	4
17. 思いわずらっている。	1	2	3	4
18. 興奮しすぎて気持ちがおちつかない。	1	2	3	4
19. 何かうれしい気分だ。	1	2	3	4
20. ゆかいである。	1	2	3	4

＜採点＞

1、2、5、8、10、11、15、16、19、20は得点を逆転させたうえですべての得点を合計する。
20〜80点までの得点範囲となり得点が高いほど、不安が高い。

出典：岸本洋一、寺崎正治：日本語版STATE-Trait Anxiety Inventory（STAI）の作成。近畿大学教養部研究
　　　紀要、17（3）、p.1-14、1986

▼看護研究でよく使われる心理・社会的な尺度の例

測定項目	測定尺度
不安	STAI日本語版 テーラー不安尺度
ストレス	社会的再適応尺度 疲労調査票 CMI健康調査表
コーピング	ラザルスのストレスコーピング尺度 家族コーピング評価表
抑うつ	ベックのうつ病項目表 ホプキンス症状チェックリスト
痛み	マギルの痛み質問紙 簡易表現尺度 VAS（ビジュアル・アナログ尺度）
ボディイメージ	ボディイメージへの態度尺度)
ソーシャルサポート	ノーバックのソーシャルサポート質問紙 人的資源質問紙（PRQ）
満足度	ミネソタ満足度質問紙 仕事満足度インデックス
健康	ヘルス・ローカス・オブ・コントロール尺度 多面的ヘルス・ローカス・オブ・コントロール尺度
性格	Y-G性格検査 MMPI (Minnesota Multiphasic Personality Inventory) 内田クレペリン検査 ロールシャッハテスト

STAIの採点で得点を逆転させているのは、デタラメに回答された用紙を弾くための工夫です。

先輩ナース

● **質問紙を使った方法**

　質問紙は、ファミレスのお客様アンケートなど、いわゆる一般的なアンケートを思い浮かべていただければ大丈夫です。尺度もアンケートの一種ですが、質問紙は尺度と違って、自分で質問項目を作成したり、記述回答欄を設けたりするなど、自由な質問ができるという特徴があります。ただ、欠点としては、回答する人が質問の意味を誤解したり、嘘の回答をしてもわからなかったりすることが挙げられます。

　質問紙を作成する過程は、質問項目の作成、質問項目の配列、質問形式の選択に分けられます。

・**質問項目の作成**

　質問項目を作成する際には、自分の研究テーマに関連した文献や研究資料を集め、参考にすることが大切です。特に、知りたい内容が心理・社会的な概念の場合は、尺度を使ってみるのもよいでしょう。

・**質問項目の配列**

　質問項目の配列については、以下の点に注意するとよいでしょう。
　①一般的で答えやすい質問を最初に持ってくる(性別・年齢・所属・経験年数・最終学歴など)。
　②プライバシーにかかわる質問は最後に置く(婚姻関係・自身の身体に関する質問など)。
　③重要な質問はできるだけ前の方に持ってくる(後半の質問は回答率が下がる傾向があるため)
　④同じテーマの質問はまとめて配置する(回答しやすくするため)。
　⑤回答者の興味が持続するように、質問の内容や形式を工夫する(質問項目作成後、試しに誰かに回答してもらい意見をもらうとよい)。

・**質問形式の選択**

　質問形式には、自由回答(記述回答)や選択回答など、さまざまな種類があります。これらの質問形式は、次節で述べるデータの表現方法と深くかかわってきますので、データの分析方法をあらかじめ考慮に入れて質問紙を作成しましょう。

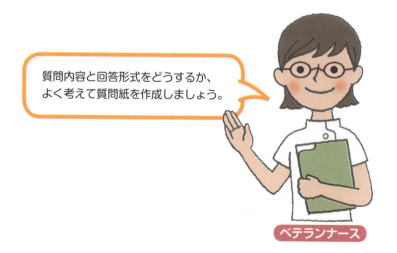

▼質問紙調査における質問形式

質問形式		例
自由回答 (記述回答)		あなたは「がんの告知」に関してどのように考えていますか。自由にお書きください。
選択回答	単記法	• 看護師にとって一番大事なこととは何ですか。1つだけ選んで○をつけてください。 (1.指導力　2.優しさ　3.専門技術　4.献身　5.専門知識)
	二項選択法	• あなたは、末期がん患者に対する告知に賛成ですか。 (1.はい　2.いいえ)
	多項選択法	＜無制限選択法＞ • あなたが看護師を辞めたいと思われたときの理由について、当てはまるものすべてに○をつけてください。 ＜制限選択法＞ • あなたが看護師を辞めたいと思われたときの理由について、もっとも当てはまるもの上位3つに○をつけてください。 (1.ストレスが強い　2.賃金が低い　3.危険に対する保障が低い 　4.職場の人間関係　5.福利厚生の不備　6.将来への不安)
序列回答	順位法	＜一部順位法＞ • 専門職として看護師が敬遠されるもっとも大きな原因を3つ選んで順位をつけてください。 (1.低賃金　2.危険　3.不潔　4.深夜労働　5.ストレスが強い 　6.重労働　7.結婚がしにくい) ＜完全順位法＞ • 社会生活を営むうえであなたが大事にしていることは何ですか。大事にしている順に並べてください。 (1.協調性　2.社交性　3.責任感　4.積極性　5.指導性)
その他	評定法	• 他の専門職に比べた看護師の地位はどの段階だと思いますか。 　下　　中の下　　中　　中の上　　上 　├───┼───┼───┼───┤
	一対比較法	• 以下に提示した2つのうちで、どちらが好みの食べ物ですか(メロン、イチゴ、ナシ、スイカの4種類の食品の好み程度を分析するためには2つの食品の比較データが必要)。 (1.メロンと2.イチゴ) (1.メロンと2.ナシ) (1.メロンと2.スイカ) (1.イチゴと2.ナシ) (1.イチゴと2.スイカ) (1.ナシと2.スイカ)
	分類法	• 医師の主な仕事と看護師の主な仕事に分類してください。 (1.呼吸管理　2.与薬　3.創部の処置　4.褥瘡予防)

5

研究の具体的な進め方

面接法によるデータ収集と分析の方法

　面接法は個人面接もしくは集団面接の2通りあります。また、特に個人面接の方法では、面接の進め方の違いにより3種類に分けられます。以下にそれぞれの方法を説明します。

●データ収集の方法

個人面接

・**構造化面接**（structured interview）

　構造化面接は、あらかじめ用意した質問と選択肢の中から、該当するものを答えてもらう方法です。**面接形式の質問紙調査**と考えてもらえればよいです。研究対象者からその人の体験や考えなど、深い表現を引き出すには不向きなため、質的研究ではあまり行われません。

【面接の例】

面接者）あなたは中学生以下の子どもの医療費を無料にすることについて、どう評価しますか？
　　　　次の中から一つ選んでください。「1．賛成　　2．反対　　3．どちらともいえない」
回答者）1番
面接者）次の質問は「1．賛成」と答えた方にお聞きします。
　　　　その費用はどこから負担をすべきだと思いますか？次の中から一つを選んでください。
　　　　「1．消費税　　2．所得税　　3．議員の給与　　4．国有地の売却」

・**半構造化面接**（semi-structured interview）

　半構造化面接は、**インタビューガイド**と呼ばれる質問リストを使います。質問の仕方は面接者の自由で、質問の順番も変えて良いことになっています。研究対象者の反応を見ながら使用する言葉や質問の順番を柔軟に変えることができるので、より豊かなデータを引き出すことができます。質的研究で最もよく行われる方法です。

【インタビューガイドの例】

1．あなたは中学生以下の子どもの医療費を無料にすることについて、どう評価しますか？
2．医療費が消費税から負担されることについて、どう思いますか？
3．65歳～74歳を前期高齢者、75歳以上を後期高齢者と呼ぶことについて、どう思いますか？
4．性別を男性、女性と二分せず、LGBTQという概念があることについて、どう思いますか？

・**非構造化面接**（unstructured interview）

　非構造化面接は、あらかじめ質問項目の構成や進行などについて決めておくことはしません。研究対象者に自由に話してもらう方法です。そのため、話の内容が逸れたり、話にまとまりがなくなったりすることもあります。分析が難しく、研究初心者にはあまり向かない方法です。

【面接の例】

面接者）中学生以下の子どもの医療費を無料にすることについて、自由にお話しください。

⇒ 話の内容に興味を感じたり、もっと深く掘り下げて話を聞きたいと思ったりしたときは、「それはどういうことですか？」、「もっと詳しくお聞かせください」などと発言することで、相手の話を促し、より多くの情報を引き出すことができる。

集団面接（グループインタビュー）

　集団面接（グループインタビュー）では、6〜8人程度の小さなグループで、ある一つの話題について話し合ってもらいます。基本的には、グループメンバーが自由に意見を交わすなかで生じるグループ・ダイナミクス（集団だから生じる相互作用や影響）により、活発な意見交換ができることを期待されています。面接者は話題の提示や円滑な進行のための司会的役割はとりますが、メンバーに直接質問をしたり、話し合いに参加したりすることはありません。集団が同じ疾患を有している、同じ悩みを抱えるなど、似た特徴を持つ場合に適しています。

●データの分析方法

　面接内容はICレコーダーやビデオカメラなどで音声や動画として記録されます。分析するためには、この音声データや動画データを文字データとして書き起こす作業（**文字起こし**）が必要です。文字起こししたものを**逐語録**といいます。逐語録が完成したら、ようやく分析を始める準備ができたことになります。データの分析方法で最もよく使用されるのが、内容分析です。

　まず、逐語録を**コード化**（逐語録を単語、文節、文章など一定の単位で区切り、まとまりごとにラベル（名前）を付けていく作業）します。コード化出来たら、次はそれをテーマごとに**グループ化**していきます。これを**カテゴリー化**（**分類**）と呼びます。ここまで済んだら、それらの出現頻度や、関係性、時系列による出現傾向などを確認することが可能になります。

　コード化およびカテゴリー化の具体的な方法は、Chapter4で説明した選択する研究デザインによって異なります。分析方法の詳細はここでは省きますので、質的研究の専門書を読んでみてください。

データの整理

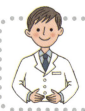

質問紙が返ってきたら、正しく回答されているか、途中で回答が抜けていることはないかなどのチェックが必要です。ここでは、データのチェックと修正の仕方について説明します。

データの前処理

集めたデータはパソコンに入力していきますが、入力の前にやっておくべきことがあります。それは、エディティングとコーディングです。

●エディティング

エディティングとは、回収した質問紙の記入内容を1枚ずつチェックし、回答の誤りや不備を修正することです。例えば、質問と矛盾した回答（男性なのに閉経年齢に回答しているとか、年齢よりも既往歴の方が長いなど）があれば、修正します。

回収率や有効回答率を計算しましょう。回収した質問紙の数が配布した総数のうち、何パーセントであるかの割合を**回収率**と呼びます。さらに、データ分析に使える（必要な質問にすべて答えているもの）回答数の割合を**有効回答率**と呼びます。

●コーディング

コーディングとは、質問紙の回答を分類して番号や記号などの分類コードをつけることです。例えば、質問紙の年齢記入欄に「29歳」と書かれていたら、

1．20歳以下	2．21〜30歳
3．31〜40歳	4．41〜50歳
5．51歳以上	

として、「2」という分類コードを割り付けるような作業です。また、他にも「男性＝1　女性＝2」、「はい＝1　いいえ＝0」、「1．あてはまらない　2．あまり当てはまらない　3．やや当てはまる　4．当てはまる」のように、回答に数値を割り付けます。また、質問項目で無回答のものを**欠損値**と呼びます。あとでパソコンに入力する際に、欠損値は空白にするのか、999などのコードにするのか決めておきましょう。

データの入力

コーディングまで終わったら、次はパソコンで表計算ソフトにデータを入力します。データの入力は表計算ソフトの中でもExcelが最も使い勝手が良いのでおすすめです。データ入力の仕方を以下に5つのステップで説明します。

STEP 1　白紙の質問紙を1部準備する

調査に使用した質問紙の余りを1部、手元に準備しましょう。

▼新人看護師用

1. ご自身のことについて伺います。回答は特別に指示しているところ以外は、1つだけ選んで、その番号を○印で囲んでください。

問1. 年齢（1つだけ○）
　①20〜29歳　②30〜39歳　③40〜49歳　④50〜59歳　⑤60歳以上

問2. 性別（1つだけ○）
　①男性　②女性

問3. 配偶者（1つだけ○）
　①あり　②なし

問4. 子ども（1つだけ○）
　①あり　②なし

問5. 祖父母との同居（1つだけ○）
　①あり　②なし

問6. 所属部署（1つだけ○）
　①病棟　②外来　③ICU/CCU　④手術室　⑤その他（　　　　　　）

問7. 同じ部署にゆとり教育世代（現在20〜29歳）の看護師がいるかどうか（1つだけ○）
　①いる　②いない　③わからない

問8. 最終学歴（1つだけ○）
　①看護専門学校
　②看護系短期大学（3年過程）
　③看護系大学（4年過程）
　④看護系大学院（修士課程・博士課程）
　⑤その他（　　　　　　　　　　）

問9. 保有資格（いくつでも○）
　①准看護師　②看護師　③保健師　④助産師

STEP 2　変数名の付け方を決める

　質問項目に変数名（ラベル）をつけて入力しやすいよう工夫します。例えば、「問1＝q1」というような具合です。変数名を付ける際は、下記の工夫をしましょう。

・**変数名の工夫**
　①変数名はできるだけシンプルに
　②変数名は同じものをつけないように
　③半角英数字のみ、もしくは半角英数字と”＿（アンダーバー）”の組み合わせで
　④空白は使わない
　⑤最初の変数はNoやID（通し番号）

STEP 3　調査項目の横に変数名を記載する

　変数名から調査項目の内容がわかるように、質問紙に変数名を記載します。下図のように手書きの方が見やすいのでおすすめです。

▼新人看護師用

---

1. ご自身のことについて伺います。回答は特別に指示しているところ以外は、1つだけ選んで、その番号を○印で囲んでください。

　問1.　年齢（1つだけ○）
　q1_1　①20〜29歳　②30〜39歳　③40〜49歳　④50〜59歳　⑤60歳以上

　問2.　性別（1つだけ○）
　q1_2　①男性　②女性

　問3.　配偶者（1つだけ○）
　q1_3　①あり　②なし

　問4.　子ども（1つだけ○）
　q1_4　①あり　②なし

　問5.　祖父母との同居（1つだけ○）
　q1_5　①あり　②なし

　問6.　所属部署（1つだけ○）
　q1_6　①病棟　②外来　③ICU/CCU　④手術室　⑤その他（　q1_6_1　）

　問7.　同じ部署にゆとり教育世代（現在20〜29歳）の看護師がいるかどうか（1つだけ○）
　q1_7　①いる　②いない　③わからない

　問8.　最終学歴（1つだけ○）
　q1_8　①看護専門学校
　　　　②看護系短期大学（3年過程）
　　　　③看護系大学（4年過程）
　　　　④看護系大学院（修士課程・博士課程）
　　　　⑤その他（　q1_8_1　）

　問9.　保有資格（いくつでも○）
　q1_9　①准看護師 q1_9_1　②看護師 q1_9_2　③保健師 q1_9_3　④助産師 q1_9_4

STEP 4　STEP3の質問紙をもとに入力用データシートを作成する

以下は、Excelで作成した入力用データシートの例です。

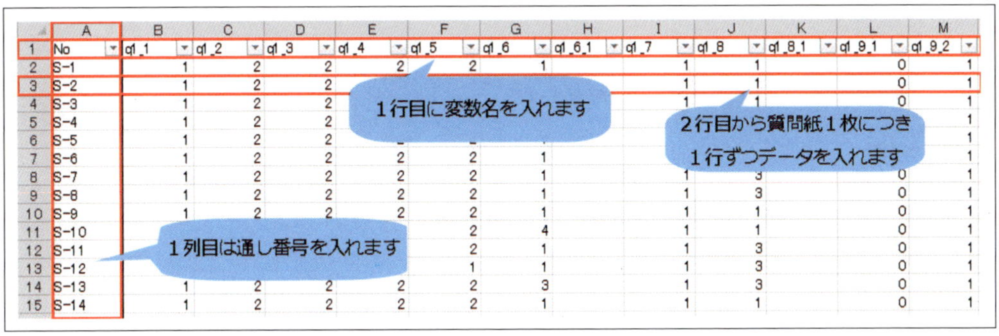

▲	A	B	C	D	E	F	G	H	I	J	K	L	M
1	No	q1_1	q1_2	q1_3	q1_4	q1_5	q1_6	q1_6.1	q1_7	q1_8	q1_8.1	q1_9.1	q1_9.2
2	S-1	1	2	2	2	2			1	1		0	1
3	S-2	1	2	2					1	1		0	1
4	S-3	1	2							1			1
5	S-4	1	2							1			1
6	S-5	1	2							1			1
7	S-6	1	2	2	2	2	1		1	3		0	
8	S-7	1	2	2	2	2	1		1	3		0	
9	S-8	1	2	2	2	2	1		1	3		0	
10	S-9	1	2	2	2	2	1		1	1		0	
11	S-10				2	4			1	1		0	
12	S-11				2	1			1	3		0	
13	S-12				1	1			1	3		0	
14	S-13	1	2	2	2	2	3		1	3		0	1
15	S-14	1	2	2	2	2	1		1	1		0	1

1行目に変数名を入れます

2行目から質問紙1枚につき1行ずつデータを入れます

1列目は通し番号を入れます

STEP 5　回収した回答を入力しながらデータシートを調整する

　上図のように、作成した入力用データシートに**研究対象者1名（質問紙1枚）ごとのデータを1行（横）に入れていきます（1行1データ）**。そのため、データシートは、とても横に長い表になります。（横長のシートになるからといって、データシートを分けたり、データを2行にしたりしてはいけません。）

　データを入力する際は、できるだけ数値で入力しましょう。ただ、注意が必要なものは、次の回答から、当てはまるものをすべて選んでくださいという場合です。

例

問　　あなたが持っている資格をすべて選んでください。

① 看護師　② 保健師　3　助産師　④ ケアマネジャー
5　産業衛生管理者　6　1種養護教諭

このとき、よくみかけるデータ入力です。

no	q1	q2
1	1,2,5	
2	1,3	
3	1,2,3,5,6	
4	1	
5		
6		

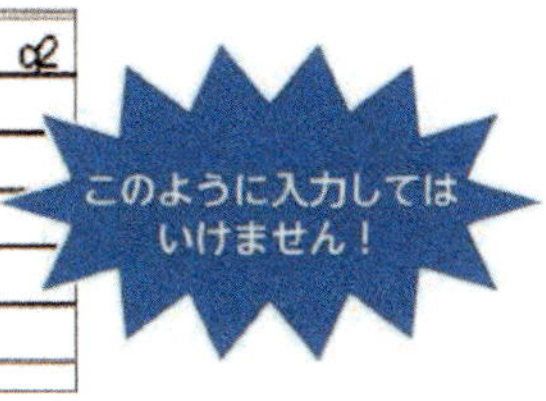

このように入力してはいけません！

以下のようにデータ入力をします。資格を持っていれば「1」、持っていなければ「0」です。

no	q1_1	q1_2	q1_3	q1_4	q1_5	q1_6
1	1	1	0	0	1	0
2	1	0	1	0	0	0
3	1	0	1	0	1	1
4	1	0	0	0	0	0
5						

この入力を**多重回答の入力**と呼びます。

データクリーニング

データクリーニングとは、入力ミスが無いかを確認し、修正することをいいます。データクリーニングの方法はいくつかありますが、Excelを使った方法の一例を紹介します。

STEP 1　Excelのフィルター機能を使って入力ミスを探す

次の図は、質問で選択肢が1〜5までしかないのに、誤って他の数字が入力されていないかフィルター機能で確認している所です。太枠の中には、列（変数）に入力された値がすべて表示されます。図は選択肢1〜5以外に誤って「11」と入力してしまった例を示しています。ミスを発見したら修正をします（今回は選択肢が5つあっても回答が1、2、3しかないため、4、5が表示されていません）。

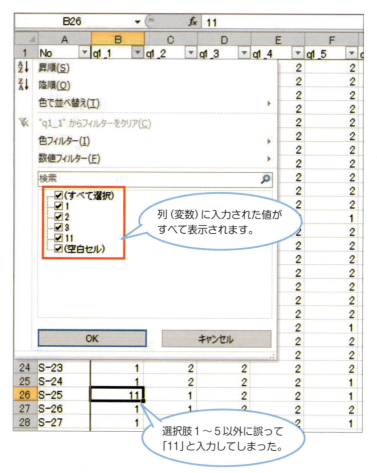

STEP 2　Excelのフィルター機能を使って入力ミスを修正する

①フィルターを選択すると1行目のすべてのセルの右横に「▼」マークが表示されます。

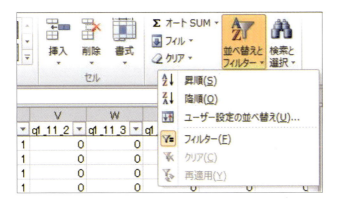

②入力ミスがあるかどうか確認したい列の「▼」マークを選択します。
③入力ミス「11」のみをチェックして、[ＯＫ]をクリックすると、「11」が入力されている行が表示されるので修正します。
④修正し終えたら、フィルターボタンを押して、フィルター機能を解除します。

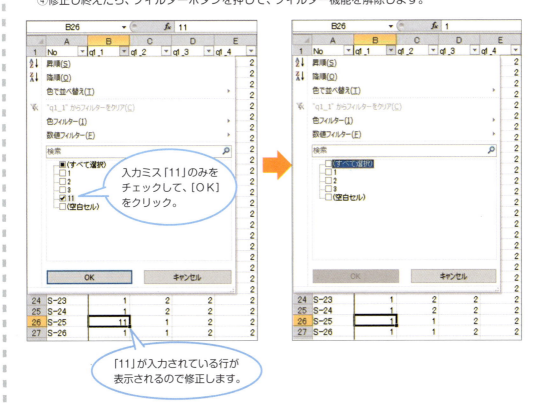

　以上の作業をすべての変数で行い、入力ミスがなければデータクリーニングは終了です。
　データクリーニングが終わったらExcelで入力用データシートを作る作業は終わりです。こ こからは、SPSSなどの統計ソフトが使えることが望ましいです。本書ではSPSSの使い方は説明していませんので、詳しく学びたい方は専門書をご購入ください。

データの統計分析（記述統計）

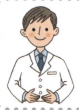

データの入力が終わったら、いよいよデータの統計分析（まずは、記述統計から）です。統計分析と聞くと、難しそうだなと思うかもしれませんが、安心してください。ここでは、初心者のためにできるだけやさしく説明しますので少しの間、我慢してお付き合いください。

➕ 統計分析の種類

統計分析について、身近な例でいうと、日本の将来の人口予測があります。日本の人口は現在、約1億2700万人（総務省統計局、2017年4月1日現在）です。2048年には1億人を割って9,913万人となると予測されています。このように、**全体の数を把握して、その特徴や傾向を見ることを統計分析**といいます。

統計分析には大きく分けて2種類あり、①**記述統計**と②**推測統計**があります。一般的に、統計分析は ①**記述統計** → ②**推測統計**という順 で行われます。記述統計とは合計や割合、平均、標準偏差など単純な集計や分析をすることで、推測統計とは得られたデータを比べたり、関連を見たり、予測をしたりして全体を推測することです。

看護研究でも同様に、統計分析の方法は、まず、集めたデータをもとに、**記述統計を行って標本の特徴を把握してから、推測統計を行って全体(母集団)の予測を行う**という順番になります。これが統計分析の基本的な考え方になるので覚えておいてください。

▼統計分析

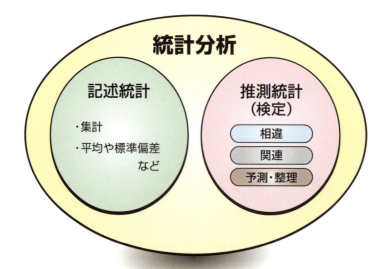

記述統計

統計分析では、まず、調査結果をおおまかにとらえるために、記述統計を行います。記述統計では、調査項目（質問項目）を1項目ごと丁寧に見ていきます。ここで、入力ミスやおかしな値がないか、再度確認をすることが重要です。

記述統計とは、合計や割合、平均、標準偏差など単純な集計や分析をすることです。つまり、看護研究でいうと、年齢、経験年数、性別、所属部署などの得られたデータがどのような特徴を持つのか把握するということです。それぞれの回答について、**平均**や**割合**、**最小値**、**最大値**、**標準偏差**、**分布**（ヒストグラム）などを見ていきます。

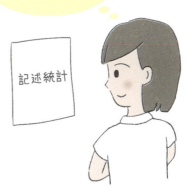

入力ミスや変な値がないか、確認！

---

column
正規分布とは

ここで、正規分布について説明しましょう。

> 「全国の中学生の男女別の身長分布」
> 「大規模な模試の点数分布」
> 「5段階の満足度アンケート」

こういったデータのグラフを見せられたとき、「平均付近が一番高く、平均から離れるにつれて緩やかに低くなっていく、左右対称な釣り鐘型の分布」であることが多いな、と感じたことはありませんか？

▼正規分布

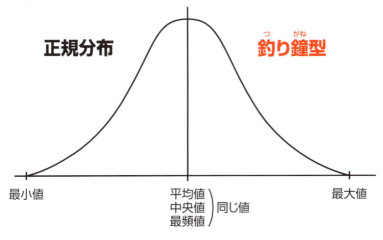

こういった、左右対称・釣り鐘型の性質をもつ分布が**正規分布**といわれるものです。正規分布は、英語でNormal distributionということからもわかるように「この世でもっとも一般的な分布」であり、さまざまな社会現象や自然現象で当てはまる確率分布なのです。正規分布かどうかを調べるには、ヒストグラムやグラフを描いて**視覚的に確認してみる**とよいでしょう。

　グラフの特徴を表す数値には、**代表値**と**散布度**というものがあります。**代表値**とは、その名のとおり、データを1つの数値で代表させるものです。データが正規分布しているとみなせる場合は、代表値として平均値を用います。分布に偏りがある場合は、代表値として中央値や最頻値を用います。データが正規分布しているのか、偏りがあるのかは実際にグラフを書いてみるとわかります。グラフはエクセルなどの表計算ソフトで簡単に描くことができます。

　散布度はデータの分布の広がりを示すもので、範囲（最小値と最大値の間隔）、四分位範囲（データを小さい順に並べたときの、4分の1の位置（第1四分位点）と4分の3の位置（第3四分位点）との間隔）、分散、標準偏差があります（エクセルなどの表計算ソフトで簡単に計算できるので、ここでは計算式は書きません）。**通常、平均値は標準偏差と、中央値は四分位範囲と組み合わせて用います**。ちなみに、正規分布にならず、データの分布に偏りがある場合は次のようなグラフになります。

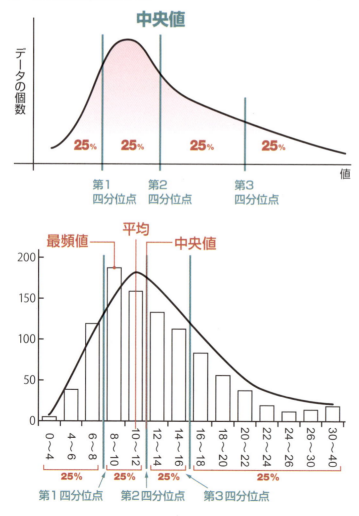

▼データの分布に偏りがある場合

統計が苦手な人へ（これだけは読んでほしい）

統計が苦手な人のために、これだけ読めば、だいたいの統計が理解できるように書きました。嫌な単語は少しだけで、5分で読める内容なので、ここだけは読んでください。

あなたが看護ケアを行ううえで、「いままでやっていたケアAより、新しく始めたケアBの方がよい」と思うようなことが少なからずあるでしょう。例えば、「全身浴よりも半身浴をした後の方がよく眠れる気がする」という憶測です。そんなとき、それを証明するために、「ケアA（全身浴）とケアB（半身浴）には有意差がある」なんてかっこよくいえたらよいんだろうなぁと思うでしょう。

このように、憶測に根拠をつけて説明したいという場合には、統計分析が有効です。例えば、ケアA（全身浴）とケアB（半身浴）のどちらのケアを受けるかによって、患者の睡眠時間の長さに違いがあるかどうかを示すことができます。ケアAを受ける患者とケアBを受ける患者に分け、夜間の睡眠時間を測定します。その結果を「ケアB（半身浴）の群はケアA（全身浴）の群に比べ、有意に睡眠時間が長かった」と表現すれば、聞いていた人は「ケアB（半身浴）の方が効果があるんだな」と思ってくれるわけです。統計用語の**有意**とは、**確率的に偶然できた差ではなく、その差には意味がある**という意味です。

つまり、統計分析では、観察された結果が「**偶然**」か「**偶然ではない**」かを示すことで、自分の憶測に根拠をつけることができます。これは、2つの群を比較する**棄却検定法**の考え方で、**棄却検定法の考え方が理解できれば、ほとんどの検定手法がわかるようになります**。

●棄却検定法

棄却検定法では、有意差（偶然ではなく、意味がある差）があるかないかを検証します。自分の憶測が正しいことを証明したいので、検定をする人が望んでいる仮説は「2群に有意差がある」ということです。しかし、**棄却検定法**では帰無仮説という、少しひねくれた考え方を使います。帰無仮説というのは、**比較する2群の間には差はなく、観察された差は偶然にすぎない**という仮説です。

① 「2群には差がある（対立仮説）」と予想されるのに、わざわざ可能性の少ない「2群には差がない（帰無仮説）」と仮定します。
② 2群には差がない（帰無仮説）と仮定した場合、得られたデータから、帰無仮説が成り立つかどうかを検証します。
③ 得られたデータで、帰無仮説が成り立つ確率を求め、その確率が非常に小さければ（5％未満もしくは1％未満）、偶然でも帰無仮説が成り立つ（2群には差がない）とはいえず、帰無仮説を棄却します。これを**有意確率**5％もしくは1％といい、$p<0.05$ もしくは $p<0.01$ と書きます。
④ 帰無仮説を棄却するというのは、帰無仮説は成り立たないという意味であり、「2群には差がある」（対立仮説が成り立つ）といえます。

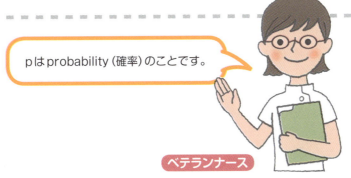

pはprobability（確率）のことです。

ベテランナース

データの統計分析（推測統計）

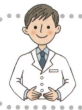

記述統計が終わったら、次は推測統計です。推測統計では、SPSSという統計ソフトがよく使われていますが、本書では持っていない読者のことを考慮して、SPSSの使い方ではなく、推測統計の考え方を中心に説明します。

✚ 平均や割合からの脱却

　記述統計では、平均や割合といったものを求めました。看護研究をほとんどやったことがない方ができるのは、おおよそ記述統計までです。しかし、記述統計だけでは、説明に根拠がないのです。本当の看護研究では推測統計まで行って、はじめて自分の憶測に根拠がつけられるようになります。

　本書は、研究の初心者を対象にしているため、推測統計についてそれぞれ細かくは説明していませんが、推測統計の考え方を学ぶことで、**平均や割合だけの研究から脱却**できるように頑張っていきましょう。

✚ 推測統計

　推測統計では、「○○検定」という名前の付いたさまざまな検定手法を用いてデータの分析を行います。**検定とは、仮説を設定し、それが正しいかどうか判断すること**です。検定は自分でできなくても大丈夫です（統計ソフトがやってくれます）。**必要なのは、適切な検定方法を選べること**です。そのために、まずは推測統計にはどんなものがあるのか知っておきましょう。推測統計は大きく分けて3種類に分けられます。

● 推測統計の種類

推測統計の種類を次に示します。

①比べる：「相違」を検討する
②関係を見る：「関連」を検討する
③「予測する」・「整理する」

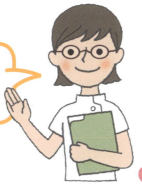

よく聞く「有意差が〜」というのは、記述統計の次の段階（推測統計）ができてから、初めていえることです。

ベテランナース

・比べる：「相違」を検討する

比べる検定では、有意確率により帰無仮説を棄却することで、「違いがある」または「違いがない」を見ます。この方法はよく使われます。比べる検定の例としては、χ^2検定やt検定などがあります。χ^2検定とt検定では、何が違うのかというと、**何を**比べるのかという違いです。比べる対象は変数です。比べる対象の例には以下のようなものがあります。

例）・全身浴と半身浴による患者の睡眠時間の長さの違い
・ベテラン看護師と新人看護師の仕事に対する満足度の違い　など

・関係を見る：「関連」を検討する

関係を見る研究では、「AとBには**相関**があることが示されました」などのように報告がされます。関係を見る検定のキーワードとして、**相関**というものが挙げられます。この相関を見る検定では、**ピアソンの積率相関係数やスピアマンの順位相関係数**を求める方法があります。

関係を見るというのは、Xが増えれば、Yも増える（比例）、Xが増えればYが減る（反比例）などのことです。昔を思い出して欲しいのですが、算数で、y=mxのmが正の数なら右上がり、負の数なら右下がりと習いましたよね。だいたいそういうことなんです。関係を見る検定では、相関係数を求めます。関係が強いか弱いかをその係数によって判断します。

●相関係数の見方

Xが増えれば、Yも増える　➡　正の相関（相関係数は、正の数）
Xが増えれば、Yが減る　➡　負の相関（相関係数は、負の数）

相関係数の値は、基本的に「-1から+1」の範囲です。相関係数0だと「相関なし」となります。関係を見る研究の例には以下のようなものがあります。

例）・人口密度の高齢化率には関係があるか
・看護師の経験年数と看護技術に対する自信には関係があるか　など

・「予測する」「整理する」

予測する、整理する研究では、**多変量解析**と呼ばれる方法が当てはまります。尺度開発をする研究者にとって、必ず必要になる方法です。検定の例としては、重回帰分析や因子分析といったものがあります。この方法は、非常に複雑なので、ここでは勉強するときにヒントになるポイントだけを示しておきます。

●回帰とは

　回帰分析とは、62ページのコラムで説明したバネの伸びを示すグラフ（63ページ）のように、変数間にどのような関係が成り立つかを調べる計算式を作成する作業を意味します。例えば、回帰直線というものは、y=ax+bの式で表され、yは従属変数（目的変数）、xは独立変数（説明変数）を示します。つまり、回帰分析により、xのデータを収集することで、yのデータが予測できるようになります。xが1個の場合を**単回帰分析**、2個以上の場合を**重回帰分析**といいます。

●因子分析とは

　因子分析とは、たくさんの項目を類似したパターンに分類する手法のことです。例えば、映画を観た人に感想を聞くと、「感動して涙が出た」「主人公かっこよすぎ」「自分のことみたい」「あんな人いないし」など同じ映画を観ても、人によって感じ方は様々です。これらを「感動して涙が出た」「自分のことみたい」➡『共感性』（第1因子）、「主人公かっこよすぎ」「あんな人いないし」➡『客観性』（第2因子）などのように、因子というくくりでまとめることです。

検定方法の選び方

　適切な検定方法の選ぶためには、大きく分けて3つのポイントがあります。それぞれのポイントについて、順番にみていきましょう。

●適切な検定方法を選ぶ3つのポイント

　適切な検定方法を選ぶポイントを次に示します。

　　ポイント1　変数の種類：名義尺度、順序尺度、間隔・比率尺度（比尺度）のどれか。
　　ポイント2　対応の有無：対応があるか、ないか。
　　ポイント3　変数の数：2つか3つ以上か。

ポイント1　変数の種類

　おさらいですが、変数というのは質問項目のことでしたね。変数（質問項目）の回答が、名義尺度になるのか、順序尺度になるのか、間隔・比率尺度（比尺度）のどれに当たるかみてみましょう。

▼変数（質問項目）の回答と尺度の関係

男性・女性 はい・いいえ 好き・嫌い	いつも・ときどき・ めったにない・ない	年齢 身長 体重 血圧
名義尺度	順序尺度	間隔・比尺度

　上の図を参考にすると、次の場合、変数と尺度は何になるでしょう。

例）新人看護師の性別によって、**看護技術への自信**（大変ある〜まったくないの5段階）には差があるか

この場合、調べたい変数は**看護技術への自信**で**順序尺度**にあたるので、順序尺度を分析できる方法を選びます。

ポイント2　対応の有無

統計用語で「対応がある」というのは**対象者が同じ**ということ、「対応がない」というのは、**対象者が違う**ということを意味します。

次の例の場合、例1、例2、例3はそれぞれ「対応がある」か「対応がない」のどちらにあたるでしょう。

例1）新人看護師の採血への自信が研修の前後で異なるか
➡これは、同じ人に研修の前後でデータを取ることになりますので、**対応のある**場合です。
例2）新人看護師とベテラン看護師の夜勤に対する不安の程度
例3）若年者と高齢者が入浴する際のお湯の温度
➡これは、違う人に同じ条件のデータを取ることになるので、**対応がない**場合です。

ポイント3　変数（比較したい群）の数

これは、そのままの意味で、**群の数が2つか、3つ以上か**ということです。次のようになります。

例1）男性・女性の群、若年者・高齢者の群など　➡　2つの群
例2）看護師の新人・中堅・ベテランの群など　➡　3つ以上の群

以上の条件がわかれば、尺度と変数の関係を下の表にあてはめてみましょう。そして、表から検定方法を選び、検定方法が説明されているページを読んでください。

▼尺度と変数の関係

変数の数	尺度の種類	名義尺度	順序尺度	間隔・比尺度
2つの変数	対応なし	χ^2検定	マン・ホイットニーのU検定	対応のないt検定
			ウィルコクソンの順位和検定	
	対応あり	マクネマー検定	ウィルコクソンの符号付順位和検定	対応のあるt検定
3つ以上の変数	対応なし	χ^2検定		一元配置分散分析
	対応あり			二元配置分散分析

平均値を比べる

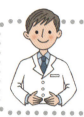

記述統計で、平均点や平均体重など平均値を出すことはよくあるでしょう。平均値の大小を比べたときに、本当に意味がある差なのかどうか、検定を使って分析してみましょう。

2つの群の平均値の差の検定

下記のように、2つの群の平均値の差を比べたいときには**t検定**を用います。

> 例）(A) 新人看護師とベテラン看護師では、看護記録をする時間に差があるか
> (B) 若年者と高齢者では、入浴する際のお湯の温度に差があるか
> (C) 看護師の体温は、日勤の朝と夜勤明けの朝で差があるか

t検定には、2種類あります。**対応のあるt検定と対応のないt検定**です。

統計用語で「対応がある」というのは「対象者が同じ」ということ、「対応がない」というのは、「対象者が違う」ということでしたね。

上記の (A) (B) (C) では、それぞれどちらを使えばよいかわかりますか？
答えはこうです。

t検定では**2つの群**に分けて、**平均値を比較**します。**平均値が上がった（下がった）ことが、有意なものかどうか（意味がある差なのかどうか）を示します**。また、**間隔尺度・比率尺度**であり、**正規分布**をすると考えられる場合に有効です。（便宜的に順序尺度を間隔尺度と考えて用いる場合もあります。）

次にt検定が使える他の例を示しますので、自分の研究に近いものはどれか考えてみましょう。

- 対応のあるt検定 ➡ (C)
- 対応のないt検定 ➡ (A) (B)

- **対応のあるt検定**
  - **教育プログラムの前後**：糖尿病教育プログラムを受ける前と後での体重比較、勉強会を受ける前と後でのテストの点数比較。
  - **使用前後**：保湿クリームを使った前と後での手荒れの程度（範囲）の比較。
  - **経年比較**：昨年と今年の健康診断での血圧の比較。

- 対応のないt検定
  - **性別**：男女でテストの平均点に差があるか、男女でストレスの感じ方の違いに差があるか。
  - **介入の有無**：術前にガムを噛んでもらう患者とそうでない患者に対して、術後腸蠕動運動の回復時期（何日目に排ガスがあったか）に差があるか。
  - **介入内容別**：寝る前に手浴を行った患者と足浴を行った患者で、布団に入ってからの入眠時間に差があるか、抗生剤Aと投与した患者と抗生剤Bを投与した患者で術後創部感染率に違いがあるか。

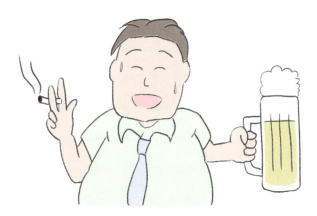

データは重要

アルコール摂取・喫煙をする人の平均体重と、そうでない人の平均体重では意味が違う

3つ以上の群の平均値の差の検定（一元配置分散分析）

下記のように、3つ以上の群の平均値を比べたいときには**一元配置分散分析**を用います。

> 例）(A) 新人看護師、中堅看護師、ベテラン看護師では、看護記録をする時間に差があるか。
> (B) 高齢者の入浴において、入浴前、浴槽に入った直後、浴槽に入って1分後、浴槽から出た直後では、血圧に差があるか。

ここで、注意してほしいのが、**3つ以上の群を比較するのにt検定を繰り返し使ってはいけない**というルールがあります。例えば、上記（A）の例では、「新人看護師と中堅看護師でt検定、中堅看護師とベテラン看護師でt検定、ベテラン看護師と新人看護師でt検定」のようにすると第一種の過誤（本文93ページコラム参照）が起こる危険が高まるため、禁止されています。

一元配置分散分析では、3つ以上の群で平均値を比較したとき、**どこかの群の比較で有意な差があるかどうか**がわかります。どの群の比較で有意な差が生じたのかどうかまではわかりません。有意差が出なければここで終了です。

一元配置分散分析で有意差が出たら、次は**多重比較の検定**を行うことで、どこの群の比較で有意な差があったかどうかが知ることができます。

● 多重比較の検定

ほとんどの場合、次のどちらかの方法を選びます。

①対照群*との比較：ダネット (Dunnett) の検定
②それ以外の比較 (すべての群の比較)：テューキー (Tukey) の検定

▼分散分析と多重比較

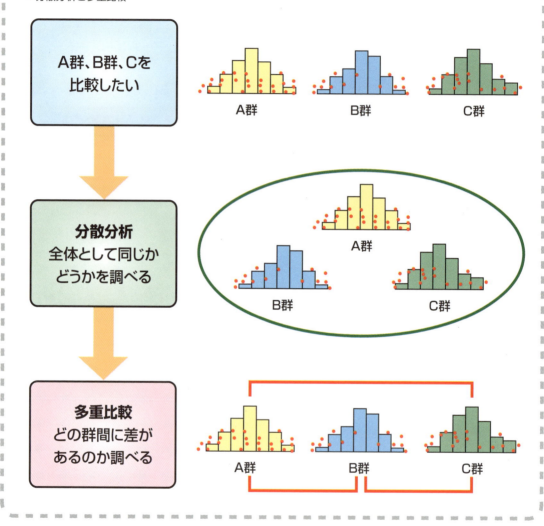

* **対照群** 研究において、介入を受けない群のこと。介入による効果があるかどうかを確かめるため、介入を受ける群と比較するために置かれる。

補足（二元配置分散分析）

分散分析とは、3つ以上の**正規分布**をするグループの差の検定のことです。**一元配置**とは、元が「**因子**」を表しますので、「**一因子の場合**」という意味です。

つまり、**一元配置分散分析**とは、①3つ以上の正規分布をするグループの差で②一因子の場合に用いる分析方法です。

●一元配置分散分析の例

次の例では、ケア方法（一つの因子）の違いによる入眠までにかかる時間の比較をしています。

▼消灯前に行う3種類のケアで入眠までにかかる時間を比較

被験者ID	手浴	足浴	肩もみ
001	30分	30分	15分
002	15分	10分	1時間
003	1時間	10分	30分

●二元配置分散分析の例

二因子の場合は、二元配置分散分析となります。次の例では、ケア方法と時間という2つの因子で入眠までにかかる時間の比較を行っています。

▼消灯前に行う3種類のケアとその時間で入眠までにかかる時間を比較

被験者ID	手浴			足浴			肩もみ		
時間	5分	10分	15分	5分	10分	15分	5分	10分	15分
001	20分	10分	5分	10分	15分	30分	1時間	30分	30分
002	1時間	30分	20分	10分	20分	20分	30分	20分	20分
003	30分	20分	10分	1時間	30分	10分	30分	30分	30分

アンケート調査の検定

アンケート調査で次の2つの例を考えてみます。

> (例A) 運動指導をした集団 (介入群) と運動指導をしなかった集団 (対照群) では、2か月後の運動習慣に差があるかアンケート調査を行った。アンケートは「毎日運動する (5点)、週4回以上運動する (4点)、週2～3回運動する (3点)、週1回運動する (2点)、まったく運動しない (1点)」とし、得点が高いほど運動をしているとした。両群のアンケートの得点の中央値に差があるかを検定した。
>
> (例B) 入院している患者50名 (男性25名、女性25名) に満足度アンケート (3つのカテゴリーで各2問ずつ、合計6問) を実施し、男女で満足度に差があるのか調査した。
> 「まったく満足していない (1点)、あまり満足していない (2点)、どちらでもない (3点)、やや満足している (4点)、とても満足している (5点)」とし、点数が高いほど満足度が高いこととした。
>
> (例A) のように、アンケート調査で順序尺度 (例では5段階) を使って、2つの群の中央値 (正規分布であると仮定していないため、平均値ではない！) に差があるかを比べたいときには、**マン・ホイットニーのU検定**＊を用います。
>
> (例B) のように、複数の質問項目がある場合、6問それぞれについての検定ならば、(例A) と同様にマン・ホイットニーのU検定が妥当です。しかし、カテゴリーごとの平均点を出したり、全体の合計点を出したりして男女の比較を行う場合は、平均点を間隔尺度 (連続した値) と考えてt検定を行う方がよいでしょう。

▼ 満足度アンケートの回答と分析の例

	接遇		清潔感		利便性	
ID	質問1	質問2	質問3	質問4	質問5	質問6
M-1	5	4	5	4	4	3
M-2	3	4	5	5	4	3
M-3	5	4	3	4	5	4
M-4	3	5	4	4	5	5
F-1	3	5	4	4	5	4
F-2	4	5	4	5	5	5
F-3	5	5	3	4	5	5
F-4	4	4	5	5	5	4

＊マン・ホイットニーのU検定　正規分布に従わず、間隔尺度・比率尺度・順序尺度のデータで用いることができます。ただし、2群間の大きさ (人数) が同程度でなければならず、あまり数が少ないと (目安として10例以下だと) 適用することができません。正規分布の場合にも使えますが、その場合は第二種の過誤 (本文93ページのコラム参照) が生じる可能性があるため注意が必要です。

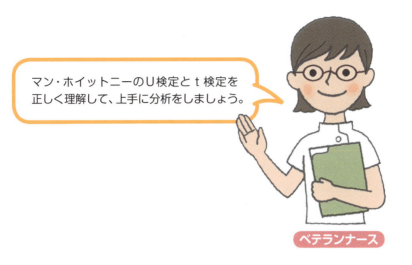

column

第一種の過誤、第二種の過誤

統計分析をするうえで、忘れてはならないものの一つに**第一種の過誤**と**第二種の過誤**というものがあります。

●第一種の過誤：帰無仮説が正しいのに棄却する

例えば、若年者と高齢者の睡眠時間を比較したとします。検定をすると、有意確率5%未満であったので、帰無仮説を棄却し、若年者は高齢者より睡眠時間が長いと判断したとします。しかし、実際にはたまたま若年者の睡眠時間を測定した日がテスト期間が終わった日だったので、睡眠時間が長かっただけ、という場合です。

●第二種の過誤：帰無仮説が間違っているのに採択する

若年者と高齢者の睡眠時間の比較において、検定をすると、有意確率が5%以上だったので、帰無仮説を棄却せずに、若年者と高齢者で睡眠時間に違いがないと判断したとします。しかし、実際には高齢者の被験者は、睡眠時間を測定するので、できるだけ長く寝ようとしていたために、若年者の睡眠時間と変わらないという結果になった場合です。

第一種の過誤は**有意水準**と呼び「α」で、第二種の過誤は「β」の記号で表します。
αは、あわてて有意差がないのに、あると判定してしまうこと。
βは、逆に有意差があるのに、ぼんやりしていて見逃してしまうこと。
αをあわてんぼうの「あ」、βをぼんやりの「ぼ」として、**あわてんぼうのαとぼんやりもののβ**と覚えましょう。

関連を見る

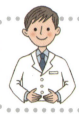

質問項目に対して、「1. はい」「2. いいえ」などの答えが、回答者の属性(性別や経験年数、保有資格)により違いがあるかどうか知りたいときに、関連を見る検定を行います。

名義尺度の関連を見る(χ^2検定)

次の例のように、属性の違いによって回答の割合に差があるかどうか見たいときには χ^2 検定を用います。χ^2 検定では、対応のない2群(3群以上も可能)における名義尺度の回答割合を比較します。

> 例)(A) 男子高校生と女子高校生では、「将来子供が欲しい」と思う割合に差があるか。
> (B) 乳児を持つお母さんとお父さんでは、「育児は疲れる」と感じる割合に差があるか。

ここからは、上記の例をもとに χ^2 検定についてもう少し詳しく説明します。興味のある方だけ読んでみてください。

例B)乳児を持つお母さんとお父さんでは、「育児は疲れる」と感じている割合に差があるかを母親50人、父親50人(合計100人)に調査すると、回答は次のようになりました。これを**観測値**と呼びます。

【観測値】	育児は疲れる はい	育児は疲れる いいえ	合計(人)
母親	23 (46.0%)	27 (54.0%)	50
父親	15 (30.0%)	35 (70.0%)	50
合計	38 (38.0%)	62 (62.0%)	100

合計(割合)をもとに、母親と父親で均等に回答が分かれていたとする場合、それを**期待値**と呼びます。

【期待値】	育児は疲れる		合計（人）
	はい	いいえ	
母親	19 (38.0%)	31 (62.0%)	50
父親	19 (38.0%)	31 (62.0%)	50
合計	38 (38.0%)	62 (62.0%)	100

　観測値と期待値では、数値にズレがあることがわかりますね。このズレを計算式に入れて、数値で表したものが χ^2 と呼ばれるものです。そして、χ^2 値の大きさで、関連の有無を検定するのが χ^2 **検定**です。

　χ^2 値が大きくなるほど、関連があると考えられます。関連がある場合とは、この例でいうと「育児は疲れる」と感じていることは、「母親と父親の違い」に関連があることをいいます。

補足（χ^2 検定の注意事項）

●度数分布表の1つのセルの期待度数が5以上の場合に使える

　例えば、下記のように、期待値が「はい」98%、「いいえ」2%だとすると、度数（回答数）が1というセル（5未満のセル）があります。

　この場合は、χ^2 検定は使えないので、イェーツの補正という方法を行います。詳細は、統計の書籍などで調べてください。

【期待値】	朝食は食べましたか		合計（人）
	はい	いいえ	
男性	49	1	50
女性	49	1	50
合計	98 (98.0%)	2 (2.0%)	100

●3群以上の検定も可能

　χ^2 検定は、男女などの2群だけではなく、3群以上でも行うことができます。ただ、多くの群で行うと期待度数が5未満のセルが増えることがあるので注意が必要です。

●対応がない場合に使える

　χ^2 検定は、対応がない場合に使えます。対応がある場合には、マクネマー検定（McNemar test）を選びましょう。

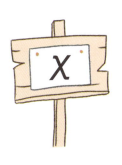
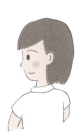

● **クロス表を作成するときの注意点**

▼クロス表を作成するときの注意点

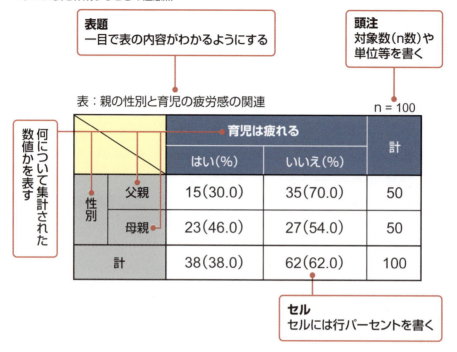

間隔・比率尺度（比尺度）の関連を見る（相関分析）

次の例のように、変数と変数に関連があるかどうか見たいときには**相関分析**を用います。

> 例）(A) 10歳以下の小児の身長と、全身麻酔に使用する気管チューブの内径（チューブサイズ）に関連があるか。
> (B) 全身麻酔下手術を予定する小児の母親が手術室へ同伴入室する際、不安の程度（5段階評価：大変不安～全く不安ではない）は、小児の年齢に影響があるか。

相関分析では、他の統計手法と分析方法の選び方が異なります。相関係数は**2つの連続した尺度（間隔尺度や比率尺度）の関連**を調べるものです。**2つの変数がともに正規分布する**かどうかで、分析方法の選び方が変わります。よく使われる分析方法に**ピアソンの積率相関係数**、**スピアマンの順位相関係数**を求める方法があります。

・**ピアソンの積率相関係数を選ぶ場合**
　・2つの変数がともに正規分布する

・**スピアマンの順位相関係数を選ぶ場合**
　・2つの変数のうちどちらか一方でも正規分布しない
　・データが順序尺度

上記の（A）（B）では、それぞれどちらに当てはまるかわかりますか？
　答えはこうです。

・ピアソンの積率相関係数　➡　（A）
・スピアマンの順位相関係数　➡　（B）

　この分析によってわかることは、**関連**です。（因果関係ではないので注意！）
　データから相関係数を求めることで、**2変数の間の関係が強いか弱いかを判断します。**

　上記の（A）の例について、表にしてみます。

▼10歳以下の小児と気管チューブのサイズ

	Aくん	Bさん	Cさん	Dくん	Eさん	Fくん	Gくん	Hさん
身長(cm)	109	135	96	54	133	110	92	109
サイズ(mm)	6	6	5	2.5	6.5	5	5	5.5

　これをもとに、小児の身長を横軸（独立変数）、気管チューブの内径（従属変数）として、散布図を書くと下記のようになります。散布パターンから直線関係が見られ、「相関関係がある」といえます。ちなみに、相関係数は r=0.939と非常に高い相関関係があることを示す数値が算出されました。

▼小児の身長と気管チューブの内径を示した散布図

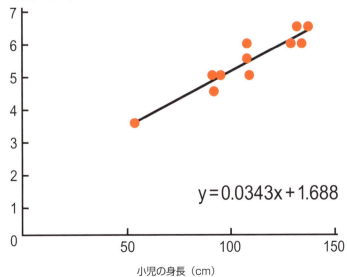

相関係数の読み方

相関係数は一般的に、「−1〜＋1」の範囲で表されます。0に近いほど相関がなく、−1や＋1に近いほど強い相関があるとされています。

▼相関係数の読み方

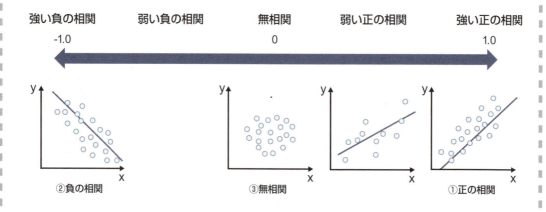

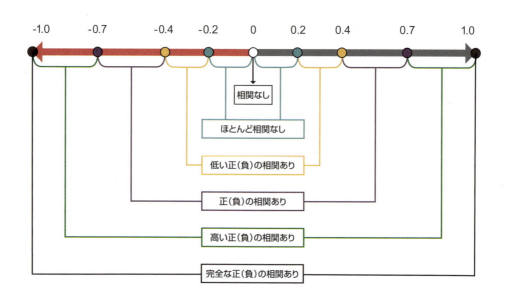

倫理的配慮

看護師が高い倫理性を持つべき職業であることは十分理解していると思います。
看護研究においても、倫理的な視点を持つことは非常に重要なことです。
本章では、研究における倫理的配慮と引用文献の書き方について説明していきます。

研究における倫理

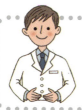

看護研究は人間を対象にしています。人は誰でも、自分に関することを自己決定する権利を持っています。研究は対象者が自分の意思で決定するものでなければならないのです。

研究倫理で大切なこと

研究をするうえで、倫理的な観点の基本となるのがヘルシンキ宣言です。その中でも特に以下の6つの項目が重要視されています。

①被験者の福祉の優先
②研究計画書の記載
③倫理委員会での承認
④被験者の自発的な参加
⑤個人情報・プライバシーの保護
⑥インフォームド・コンセントの実施

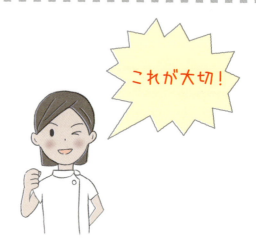

これが大切！

●被験者の福祉の優先

被験者の福祉の優先とは、研究で得られる成果ばかりを重視して、被験者に犠牲を強いてはならないということです。当たり前のことかもしれませんが、気付かないうちに被検者に苦痛を与えるような質問紙をつくってしまっていないか注意が必要です。

例えば、質問紙の最後で、子供の頃の虐待に関する質問があったとしましょう。虐待を受けていた場合、思い出すといやな気持ちになるかもしれませんから、回答後も気分が沈んだまま過ごしてしまうことが予測されます。また、質問が多く、回答に時間がかかると精神的、身体的な負担が大きくなります。このような面への配慮も必要です。

●研究計画書の記載

研究計画書には、研究対象者に何をしようとしているのかを、あらかじめ明記しておくことが大切です。研究計画書があれば、研究対象者・研究実施者以外の第三者がその内容を倫理的な観点からチェックできるようになります。

●倫理委員会での承認

倫理委員会とは、研究の実施の適否について、研究対象者の個人の尊厳および人権の尊重その他の倫理的観点および科学的観点から調査審議をするための組織です。大多数の大学および多くの病院には、人間を対象とする研究の申請を審査する倫理委員会が設置されています。審査では特に、研究に参加する個人が危害や傷害を被るのを防ぐ手段について考慮されているかが焦点となります。

▼倫理的な観点の基本

被験者の福祉の優先

研究で得られる成果ばかりを重視して、被験者に犠牲を強いてはならない。
質問が多く、回答に時間がかかると精神的、身体的負担が大きくなることへの配慮が必要。

研究計画書の記載

研究対象者に何をしようとしているのかを、あらかじめ明記しておく。

倫理委員会での承認

研究に参加する個人が危害や傷害を被るのを防ぐ手段について考慮されているかが焦点。

被験者の自発的な参加

強者が弱者に被験者となることを依頼する場合には注意が必要。

個人情報、プライバシーの保護

研究では個人を特性できないようにする。

インフォームド・コンセントの実施

被験者の自発的な参加は、研究についての十分な説明を受け、内容を理解したうえでの同意に基づく。

●被験者の自発的な参加

被験者が研究に参加するのは自分の意志である必要があります。大学で教員が学生に、あるいは、病棟で看護師長が看護師に質問紙を配って回収するといったように、強者が弱者に被験者となることを依頼する場合には強制とならないように注意が必要です。

●個人情報・プライバシーの保護

ヘルシンキ宣言では、個人情報保護・プライバシー保護について「研究被験者のプライバシーおよび個人情報の秘密を守るため、あらゆる予防策を講じなければならない」としています。とくに、研究では個人を特性できないようにすることが重要です。そのことを**匿名化**と呼びます。

匿名化には2種類あり、連結可能匿名化と連結不可能匿名化というものです。**連結可能匿名化**は、追跡調査が必要な調査で行われます。個人は特定できませんが、整理番号により前回のデータとの推移を見ていくものです。**連結不可能匿名化**は、追跡調査が必要ない調査で行われます。個人の特定も整理番号の付与も行わない方法です。

●インフォームド・コンセントの実施

　被験者の自発的な参加は、研究についての十分な説明を受け、その内容を理解したうえでの同意に基づくものでなければなりません。「十分な説明を理解した上での同意」のことを**インフォームド・コンセント**と呼びます。

　ヘルシンキ宣言では、「被験者候補の自由意思によるインフォームド・コンセントを、望ましく

は文書で求めなければならない」としています。研究対象者が理解しやすく、いつでも内容を確認できるように、同意説明文書を用いて説明し、研究に参加してもらえる場合には同意書に署名をもらうのが理想的です。

▼同意説明文書に含まれるべき内容

研究課題名

研究の目的、意義、方法、実施期間

予測される被験者への利益と不利益

研究への参加は任意であり、研究に参加しない場合にも不利益を被らないこと

プライバシー保護の厳守

個人情報保護の方法

参加に同意しても、いつでも同意の撤回が可能なこと

不明な点はいつでも問い合わせ可能なこと

費用負担

研究実施責任者の氏名、所属、連絡先

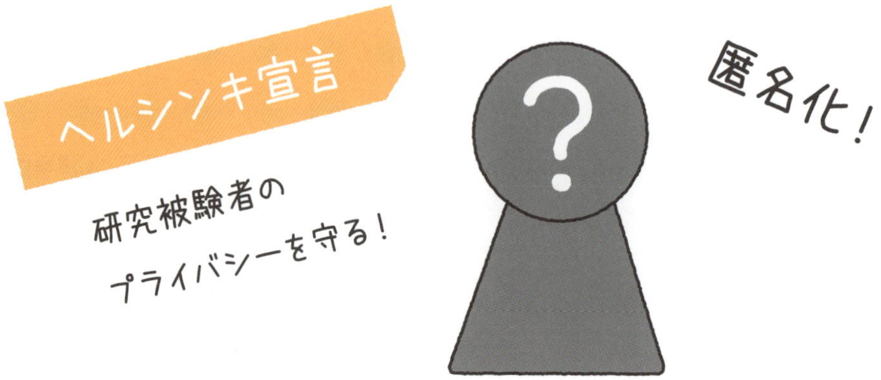

ヘルシンキ宣言

研究被験者の
プライバシーを守る！

？

匿名化！

研究成果を発表する

本章では、前章までのプロセスで得られた研究成果を発表するために
いくつかのポイントをまとめました。

研究成果を発表する意義

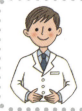

研究成果の発表は、研究に慣れていない方にとっては、重荷に感じてしまうかもしれません。しかし、研究発表は新たな発見と可能性を広げてくれる大切な学習プロセスなのです。ここまで研究を頑張ったのですから、勇気を出して発表してみましょう。

看護とプレゼンテーション

プレゼンテーション（presentation）とは、人前で発表したり、講演したりすることを意味します。プレゼンテーションの計画・実施にあたっては、**自分が相手（聴衆）に伝えたいと思う内容を、限られた時間内でいかに正確に伝える**かを考慮することが重要です。

臨床現場では、多職種が参加するカンファレンスにおいて、他職種に看護として大切にしたい考え方を適切に伝え、より良い医療を目指していくことにもつなげることができます。

プレゼンテーションのスキルを身に付けることで、研究成果の共有のみならず、看護師としてのスキルを磨くことにもつながり、結果的によいケアの実践にもつなげることができます。

研究発表の意義

日々の看護実践を通じて疑問に感じていることについて、研究テーマを考え、系統的に探究していくことは、より質の高い看護を提供することにつながるはずです。得られた成果を自分一人だけのものにするのはもったいないことです。公に発表することで、看護職の「知」の共有財産を増やし、人々の健康増進の進歩・向上への寄与を続けることにつながっていきます。

院内研究は、施設内の看護の質の向上を主な目的とするものです。できるだけ多くのスタッフが研究発表会に参加できるよう、勤務時間内に実施できるよう調整するのが望ましいです。また、事前に抄録や発表資料を配布しておくと、発表内容を理解したうえで参加できるので、質疑応答も活発になります。

学会で発表する

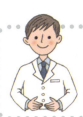

もし、可能なら研究成果はぜひ学会で発表してもらいたいです。さて、ここでは学会に参加したことのない方のために、学会ってなにをするのか、どんな風に発表をするのか説明します。

学会発表までの流れ

学会ってなに？ 発表ってなにするの？ そんなの無理！ と感じる方も多いことでしょう。研究をあまりやったことのない方には、いきなりハイレベルな話になったと感じるかもしれません。とくに、この本は看護研究を**やらされる**ことになった方を対象にしていますからね。

必ずしも、研究をしたから学会発表しなければならないというわけではないので、興味が出てきたら、いずれチャレンジしてみるとよいでしょう。

学会発表までの流れを図にしました。一緒に進め方を確認していきましょう。

▼学会発表までの流れ

- STEP 1. 発表可能な研究成果がある
  ▼
- STEP 2. どの研究領域や分野に該当するかを吟味する
  ▼
- STEP 3. 研究成果の発表の場として適している学会を決定する
  ▼
- STEP 4. 学会の会員手続を行う
  ▼
- STEP 5. 研究発表の種類を選択する
  ▼
- STEP 6. 抄録を作成する
  ▼
- STEP 7. 学会発表の申し込みをする
  ▼ 演題の採否結果を待つ
- STEP 8. 演題が採択されたら、スライドやポスターの作成を行う

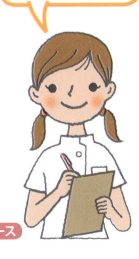

興味が出てきたらチャレンジしましょう。

新人ナース

以下に、図の各ステップにおいて理解していただきたい内容を説明します。

STEP 1 ～ STEP 3　成果発表に適した研究領域と分野を判断し、学会を選択決定する

研究成果が発表できるレベルになったら、最も適した学会を選択して発表の申し込みを行います。自分の研究テーマはどのような研究領域や分野に該当するのか調べましょう。また、学会ごとに発表される研究分野が異なるので、過去にどのような発表がされていたかを調べて最適な学会を選択しましょう。

STEP 4　学会の会員手続きを行う

演題申し込みには、共同研究者を含めて会員番号が必要となります。つまり、**学会に入会することが必須条件**です。入会手続きに時間がかかる場合もありますので、余裕をもって手続きしておきましょう。

STEP 5　研究発表の種類を選択する

研究発表の発表形式は、大きく分けて**ポスター発表**と口演があります。どちらを選ぶかはそれぞれの特徴を考えて決めますが、一般的に図や表、写真などが多い研究発表では、ポスターセッションの方が、より参加者の興味を引くと思います。

STEP 6　抄録を作成する

抄録とは、研究全体の要点を要約したもので、**アブストラクト**とも呼ばれます。学会への演題申込みの際には、抄録の作成が必ず求められ、これを査読者が読んで採否を決定します。抄録は、**【背景・目的】【方法】【結果】【考察】【結論】**の順に書いていきます。どの項目も明確にわかりやすい文章でまとめましょう。なかでも、**【目的】**には力を注ぎましょう。研究目的（動機）が明確であると、他者に研究の意図が伝わりやすくなります。

STEP 7　学会に演題の申し込みをする

演題申込みは、インターネットで学会のホームページから申込みをすることが主流になっています。演題の申込期間も学会のホームページに記載されていますので、早めに確認しておきましょう。

STEP 8　スライドやポスターの作成を行う

発表形式に応じて、発表の準備を行います。**【研究テーマ・所属・発表者名】【背景・目的】【方法】【結果】【考察】【結論】の流れ**に沿って、作成していきます。これは、ポスター発表、口演いずれの発表でも共通です。

発表の仕方

学会での発表の仕方は、大きく分けて2種類あります。それは、**ポスター発表**と**口演**です。

●ポスター発表

ポスター発表とは、その名のとおり、研究内容をまとめたポスターをつくり、それをもとに発表するというものです。大抵は、広い会場に衝立が並んでおり、そこにポスターを掲示します。発表者は掲示したポスターの前に立ち、聴衆は自分の前に扇形に並んで聞いてもらいます。発表者1に対して、聴衆は10～30名程度です。

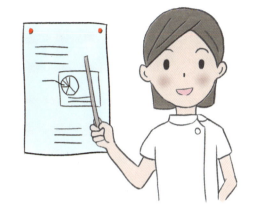

●口演

口演とは、パワーポイントなどをスクリーンに映して、発表するというものです。ホールのようなところで、発表者は壇上に立ち、聴衆はホールで椅子に座って聞いてもらうことが多いです。発表者1に対して、聴衆は30～100名程度です。

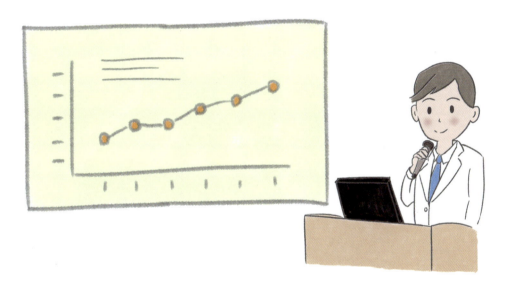

学会発表は緊張しますが、皆が自分の研究に興味をもって聞いてくれるということは、何ともいえない満足感があります。自分の研究結果が他の病院で参考にしてもらえたりもするので、筆者も看護の発展に少しは貢献できたのかなという気持ちになったりもします。勇気を出して、一歩足を踏み出してみてはいかがでしょうか。

ポスター発表の例

筆者が過去に学会発表のために作成したポスターの一部を掲載します。レイアウトや書き方の参考にしてみてください。

> 勇気を出して、一歩足を踏み出しましょう。

論文を書く

7 研究成果を発表する

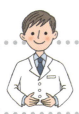

研究成果を発表して終わりではなく、さらにステップアップして論文を書いてみてはいかがでしょう。

 ## 研究を論文にまとめる意義

　研究の発表の仕方には、口頭での発表もありますが、文章で発表する方法もあります。研究を文章にまとめたものを論文といいます。Chapter 3で学んだように、文献検討 (検索) では、さまざまな論文に触れたことでしょう。

　実際にクリティークを通して、論文の体裁や論調を学ぶことは、自分が論文を書くときの参考になります。さらに、論文を書けば、文字として残るので、**日本だけではなく世界中の研究者がその研究内容を知ることができます**。

　もちろん世界中の研究者に伝えるためには英語で書くことが必要になりますが、とにかく論文として発表することで、同じようなあるいは類似の疑問を持っている研究者は、その研究結果を踏まえて、さらにそれぞれの研究を先に進めることができるのです。

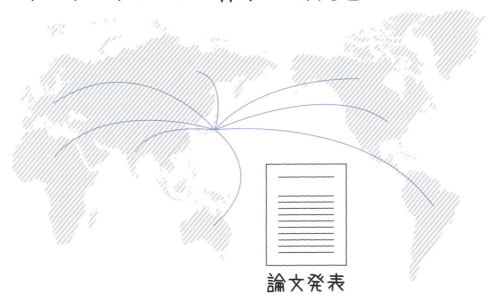

109

論文の構成

論文の構成は基本的に次のような順番で書くことになっています。

研究論文は一貫性があることが大切です。研究目的を達成するために行われた研究なので、最終的にそこを目指して記述していくことが大切です。

▼論文の構成

項目	主な内容
標題	論文のテーマ、内容を簡潔に伝えるタイトル
序論（はじめに）	研究の目的や意義 ・研究を実施するに至る背景 ・研究テーマに関する研究の流れと位置づけ ・倫理的配慮
研究方法	研究対象の説明 ・研究実施時期や状況説明 ・解析手法（実験方法）の説明 ・研究結果への影響が考えられる各種研究条件・要因の記述
結果	研究で得られた結果のうち必要な内容を記述 ・得られた事実を正確に記述 ・必要に応じて図表を用いて理解を促す
考察	自分の得た結果を冷静に吟味する ・他の関連する報告文献と比較する ・論理的な意味づけと解釈を記す
結語（まとめ）	自分の研究結果のエッセンスを簡潔にまとめて記す
謝辞	研究を進めるにあたり協力してくれた人々に感謝の意を記す
文献	本文中で引用、あるいは参考にした文献をすべてリストアップする

1. 標題

標題は論文の内容を明確に表していることが大切です。タイトルを読めば、研究内容が無理なく理解できることが重要になってきます。タイトルが広い概念の場合は、内容がわかるようにサブタイトルで具体的に示すなどの方法も有効です。

例）PNS導入後の看護師のストレスの変化　～新人看護師とベテラン看護師の比較から～

2. 序論（はじめに）

読者になぜこの研究を行おうと思ったのか、これまでの研究でわかっていることとわかっていないこと、この研究を行うことでどんなよいことがあるのかなど、**研究の重要性**についてわかりやすく記述することが大切です。また、最後の方に倫理的配慮と自分の研究がどんなことを目的としているのかについても記載しておきましょう。

3. 研究目的

研究目的は、序論の最後の方で記載されることもありますが、研究目的の項を立てて、記載する場合もあります。特に厳格に決められていない場合は、研究者の判断で選択しています。

4．研究方法

　研究対象、研究の実施時期や状況、データ解析や実験方法などについて正確に記述する必要があります。看護研究では、研究対象が人間であることが多いため、性別、年齢分布、職業のほかにも、研究結果に影響を及ぼすと考えられる属性（既往歴の有無、内服状況、生活習慣など）については詳細に記載しましょう。また、特に実験研究では、第三者が同じ条件で繰返し実施できるようにする（再現性が可能）という視点で書くことが大切です。

　補足ですが、研究方法はすでに行った研究の方法を書くため、**時制は過去形**「・・・であった」が基本となるので覚えておきましょう。

5．結果

　研究を通して得られた事実に関するデータを述べます。よく間違えやすいのが、結果のデータだけではなく、そこから考えられることも「結果」に記載してしまうことです。ここでは、**あくまで得られた事実をありのまま記載することが大切**です。結果のデータから推測したことは、次の「考察」で書くようにしましょう。

　また、一つ覚えておいていただきたいことは、研究テーマと一貫性があるか、研究目的に合致しているかという点を考慮していれば、研究で得られたデータをすべて書き込む必要はないということです。この論文には書かなかったけれど、得られた別のデータがあれば、それは別の論文で書くことも可能なのです。一つの論文にいろいろ盛り込むよりも、内容を絞り込んでまとめることもわかりやすい論文にする一つの方法です。

　さらに、データをわかりやすくまとめる方法として、**図**や**表**をつくって記載することも効果的です（図表のつくり方はあとで説明します）。データとして特徴的な箇所や強調したい部分については、説明の文章を必ずつけるようにしましょう。

　補足ですが、「結果」においても「研究方法」と同様に、すでに済んだ内容を書くため、**時制は過去形**「・・・であった」のかたちで書くのが一般的です。

6．考察

　考察では、得られた結果をどのように解釈するのか、自分なりの考え方や推察を含めて記述します。自分が書こうとしている論文と関連する他の文献を比較して、どのような視点で考察しているのか、過去の報告と異なっている場合は、なぜそのような結論になったのかを注意深く検討しましょう。

7．結語（まとめ、結論）

　研究を通じて得られた重要なポイントを、簡潔に短い文章にまとめます。研究結果の大事な部分をリストアップするような形でまとめると書きやすいでしょう。短い文章の中でも、研究の最も重要なポイントが読み取れるように書くことが大切です。

8．謝辞

　研究はひとりではできないものです。必ず協力してくださった方がいたはずです。特に共同研究者ではないけれども、研究に協力、助言してくださった方々に感謝の意を表すことが大切です。

9．文献

　論文の引用文献の書き方には、ハーバード方式やバンクーバー方式などがあります。次節で説明してありますので、確認しておきましょう。

引用文献の書き方

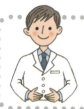

先行研究を自分の論文に引用しようとする場合、出典（どこから引用したか）を明記することが必要になります。2種類の書き方がありますので、違いを押さえておきましょう。

バンクーバー方式（引用順方式）

バンクーバー方式では、本文中に登場した順に注番号を振り、番号順に文献リストに記します。

▼バンクーバー方式による記載例

> 手指衛生の正しい手技に関する指導やその評価には、蛍光塗料を用いた目視確認や、蛍光塗料の付着面積をコンピュータで画像解析する方法などが報告されている[1]。一方、手指衛生の適切なタイミングに関する評価方法としては、世界保健機関（World Health Organization：WHO）が直接観察法を提案しており、様々なツールが開発・公表されている。
>
> 1) 坂野昌志、島田 泉、青田真理子、秋田憲志.. 蛍光塗料を用いた視覚確認による手指消毒の手技評価. 環境感染誌. 2010；25(4)；201-205
> 2) 青木雅子、北川洋子. NICUにおける手指衛生遵守率向上に向けて〜ビデオを使用した手指衛生の適切なタイミングの評価〜. 環境感染誌. 2013；28(2)；97-100.

ハンバーガー方式…？

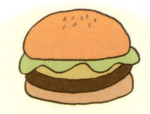

ハーバード方式（著者名・発行年方式）

ハーバード方式では、引用が終わったところで、（著者名、出版年）の ように記載し、文献リストには、登場した順に関係なく筆頭著者のアルファベット順に記します。

ハーバード方式による記載例

> 臨地看護学実習（以下、臨地実習とする）は、看護学生（以下、学生とする）にとって重要な学びであるが、同時に心身ともにストレスフルな環境におかれることになるといえる。臨地実習が学生にとってストレスの高いものであることは、多くの文献で述べられている（加島、樋口、2005；奥村、青山ら、2002）。
>
> 加島亜由美、樋口マキエ. 臨地実習における看護学生のストレッサーとその対処法. 九州看護福祉大学紀要. 2005；7(1)；5-13
> 奥村亮子、青山みどり、廣瀬規代美、中西陽子、二渡玉江. 成人看護学実習における学生のストレス・コーピングの縦断的検討. 群馬県立医療短期大学紀要. 2002；9；49-56

column
著作権とは

　文献からの引用や転載に際しては、著作権に抵触しないように注意することが必要です。著作権法でいう著作物とは「思想又は感情を創作的に表現したものであって、文芸、学術、美術又は音楽の範囲に属するもの」（著作権法第2条1項1号）と定義されています。つまり、著作者の権利を保護するものです。著作物の複製には、著作権者の許諾が必要です。無断で引用や転載をすることは、著作者の権利を侵害する行為として、慎まなければなりません。また、引用をした場合でも、元著作物の内容に手を加えたりしないで、そのまま引用しなければなりません。そして、引用元の著作物の出所を明示することも必須です。

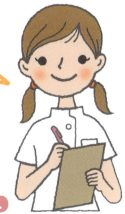

論文全体で引用文献の書き方を統一しましょう。

新人ナース

図表の書き方

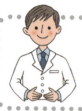

研究論文を書く際には、得られたデータの関係性や変化をわかりやすく伝えるために図や表を効果的に使います。ここでは、見やすい図表の書き方を学びましょう。

図の描き方

図は基本的に白黒で作成します。カラーで作成してしまうと、白黒コピーをしたときに、グラフに影がかかってわからなくなってしまうことがあるためです。

グラフで複数の線やカラムを区別したいときは、**実線や破線やパターンなどで区別する**ように書きます。また、グラフはできるだけ**大きく、太い線**を使って書きましょう。そして、縦・横軸のラベル、縦軸の数値の単位など、**必要な情報を忘れずに記入する**ことが大切です。

▼作図時の注意点

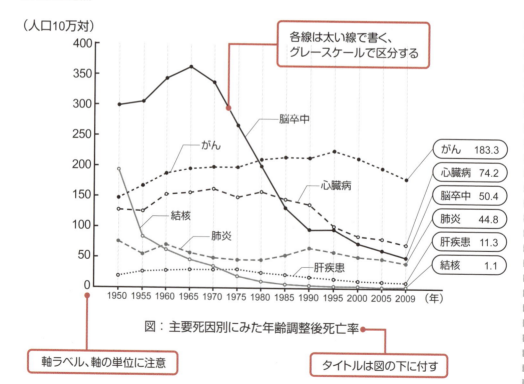

図：主要死因別にみた年齢調整後死亡率

出典：平成23年版厚生労働白書：主要死因別にみた年齢調整後死亡率 - 疾病構造の変化、科学技術の進歩への対応より一部を改変。

表の書き方

表の**タイトル**を上に記載し、**上下に来る罫線（行の間の境の線）を太く**します。さらに、必要最低限の罫線のみを残すようにします。

数値を表示するときは、**小数点以下の桁数は2桁か3桁**を目安に揃え、小数点の位置を縦方向で揃えるとすっきりして見えます。

▼作表時の注意点

　　　　　　　　　　　　　　　　　　表のタイトルは表の上に記す。

表　医療提供体制の各国比較

国名	平均在院日数	人口千人当たり病床数	病床数百床当たり医師数	人口千人当たり医師数	病床百床当たり看護職員数	人口千人当たり看護職員数
日本	33.2	13.8	15.7	2.2	69.4	9.5
ドイツ	9.9	8.2	43.3	3.6	130.0	10.7
フランス	12.9	6.9	48.5	3.3	115.2	7.9
英国	8.1	3.4	76.5	2.6	279.6	9.5（予測値）
アメリカ	6.3	3.1（予測値）	77.9	2.4	344.2	10.8

出典：平成23年版厚生労働白書：医療提供体制の各国比較-サービスを提供する基盤の整備より一部を改変。

最上下の罫線を太く。この3本の罫線のみ記し、縦の罫線はすべて記載しない。

注釈として表中の軸や数字の説明、有意差などについて説明文を記す。論文内で初めに提示する表で、表に関連する略語の説明を記す。

7 研究成果を発表する

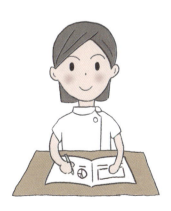

memo

引用・参考文献

● 『今はこうする！看護ケア』 川西千恵美、照林社、2014年刊

● 『看護研究の進め方 論文の書き方 第2版（JJNスペシャル）』 早川和生、医学書院、2012年刊

● 『黒田裕子の看護研究 Step by Step』 黒田裕子、2012年刊

● 『「尺度」を使った看護研究のキホンとコツ―看護研究の精度向上・時間短縮のために』
　川本利恵子、鳩野洋子、日本看護協会出版会、2016年刊

● 『はじめての看護研究　統計学編』 及川慶浩、メディカ出版、2012年刊

● 『SPSSによる実践統計分析』 林雄亮、苫米地なつ帆、俣野美咲、オーム社、2017年刊

● 『看護研究計画書作成の基本ステップ』 Pamela J.Brink、Marilynn J.Wood 著、小玉香津子、
　輪湖史子 翻訳、日本看護協会出版会、1999年刊

索引

● あ行

アウトカム	27
アブストラクト	39, 106
アンケート	67
一元配置	91
一元配置分散分析	89, 91
一次文献	32
医中誌Web	36
因子分析	86
インタビューガイド	72
インデックス	32
インフォームド・コンセント	102
引用順方式	112
引用文献	112
後ろ向き研究	52
エスノグラフィー	51
エディティング	74
エビデンス	12
演繹的	48
横断研究	52
オレムのセルフケア理論	16

● か行

回帰分析	86
回収率	74
介入	26
介入研究	123
確実性	41
学術雑誌	33
仮説のない量的研究	23
型（Ⅰ）	23, 28
型（Ⅱ）	23, 29
型（Ⅲ）	23, 29
学会	105

カテゴリー化	73
間隔尺度	60
看護ケア	12, 13
看護研究	12
看護理論	16
観察研究	24, 52
観測値	94
関連	97
キーワード	38
棄却検定法	83
技術・実践報告	33
記述統計	80, 81
期待値	94
帰納的	48
グラウンデッド・セロリー・アプローチ	50
クリティーク	40
グループインタビュー	73
グループ化	73
系統的レビュー	53
ケーススタディー	51
欠損値	74
研究計画書	56
研究対象	46
研究対象者	64
研究テーマ	18, 23
研究デザイン	44
研究の型	44
研究の道具	46
研究プロセス	47
研究報告	33
研究方法	58
研究目的	45
検索語	38
現実との関連性	41

現象学的アプローチ	51	抄録	39, 106
現象学的還元	51	序論	57
現象学的態度	51	事例研究	51
原著論文	33	信憑性	41
口演	106, 107	図	114
構造化面接	72	推測統計	80, 84
コーディング	74	スピアマンの順位相関係数	96
コード化	73	正規分布	81, 88, 91
コクラン・システマティックレビュー	53	設計	44
個人面接	72	説明変数	62
コホート研究	52	相違	85
根拠	12	相関	85
根拠に基づく看護	12	相関係数	85, 98
根拠に基づく実践	12	相関分析	96
		総説	33

●さ行

再現性	41

●た行

最小値	81	第一種の過誤	93
最新看護索引Web	36	対応のあるt検定	88
最大値	81	対応のないt検定	89
雑誌	33	対照群	26, 90
散布度	81	対象者	26
サンプル	64	タイトル	39, 57
自己実現理論	16	第二種の過誤	93
システマティックレビュー	53	代表値	81
実験研究	24, 52	題名	57
質的研究	24, 45, 46	多重回答	77
質的データ	59	多重比較の検定	90
質的変数	59	多変量解析	85
質問紙	46, 70	単回帰分析	86
ジャイアンのシチュー	22	単行本	33
尺度	46, 59, 67	逐語録	73
重回帰分析	86	著者名・発行年方式	113
従属変数	62	データ	59
集団面接	73	データクリーニング	78
順序尺度	59, 60	データベース	34, 36
商業雑誌	33	転用可能性	41
情報	59	統計分析	80
症例対照研究	52	特集	33

匿名化	102
独立変数	62

●な行

二元配置分散分析	91
二次文献	32, 34

●は行

ハーバード方式	113
暴露要因	26
バンクーバー方式	112
半構造化面接	72
ピアソンの積率相関係数	96
比較対照	26
非構造化面接	73
非実験研究	24, 52
比尺度	60
ヒストグラム	81
表	115
標準偏差	81
標本	64
標本集団	64
標本抽出	64
非ランダム化比較試験	52
比率尺度	60
フィールド	66
プレゼンテーション	104
文化人類学研究	51
文献	32
文献研究	51
文献検討	38
文献の抄録	39
文献の題名	39
分散分析	91
分布	81
分類	73
平均	81
平均値	88
便宜的抽出	65

変数	62
母集団	64
ポスター発表	106, 107

●ま行

マズローの欲求5段階	16
マルチメソッド	53
マン・ホイットニーのU検定	92
ミックスメソッド	53
無作為化	52
名義尺度	59
メディカルオンライン	37
面接法	72
盲検化	52
目的変数	62
文字起こし	73
物事の結果	62
物事の原因	62
ものさし	67

●や行

有意	83
有意確率	83
有意水準	93
有効回答率	74
要旨	39
要約	39

●ら行

ランダム化	52
ランダム化比較試験	52
量的研究	24, 40, 45, 52
量的データ	60
量的変数	60
倫理委員会	101
倫理的	21
歴史研究	51
連結可能匿名化	102
連結不可能匿名化	102

連載記事 ························· 33

論文 ···························· 109

論文データベース ············· 36

論理差 ························· 35

論理積 ························· 35

論理和 ························· 35

●わ

割合 ··························· 81

●アルファベット

AND検索 ······················ 35

C ····························· 26

CINAHL ························ 37

CiNii ························· 36

E ····························· 26

EBN ··························· 12

GTA ··························· 50

I ····························· 26

NOT検索 ······················ 35

O ····························· 27

OPAC ·························· 37

OR検索 ························ 35

P ····························· 26

PECO ·························· 25

PICO ·························· 25

PubMed ······················· 37

SPSS ·························· 84

STAI ·························· 67

t検定 ························· 88

●記号

χ^2検定 ···················· 94

121

【著者略歴】
大口　祐矢（おおぐち　ゆうや）

2011年　国立名古屋大学医学部　保健学科　看護学専攻卒業。
　　　　看護師資格、保健師資格を取得。
2011年　独立行政法人国立病院機構東名古屋病院勤務。
2017年　愛知医科大学大学院　看護学研究科　修士課程在学中。

外科、血液腫瘍内科、神経内科などで看護師として勤務をする傍ら看護学生を対象にしたオンライン看護塾「根拠がわかる看護義塾http://kango.pw」を開校。根拠に基づいた説明と解説により、分かりやすさが評判となり、利用者数は月間30万人を超えている。

【編集協力】
株式会社 エディトリアルハウス

【本文イラスト】
まえだ　たつひこ

【本文キャラクター】
大羽　りゑ

【本文キャラクター】
タナカ　ヒデノリ

看護の現場ですぐに役立つ
看護研究のポイント

発行日	2017年12月23日	第1版第1刷
	2022年 1月25日	第1版第4刷

著　者　　大口　祐矢

発行者　　斉藤　和邦
発行所　　株式会社　秀和システム
　　　　　〒135-0016
　　　　　東京都江東区東陽2-4-2　新宮ビル2F
　　　　　Tel 03-6264-3105（販売）Fax 03-6264-3094
印刷所　　三松堂印刷株式会社　　　Printed in Japan

ISBN978-4-7980-5131-4 C3047

定価はカバーに表示してあります。
乱丁本・落丁本はお取りかえいたします。
本書に関するご質問については、ご質問の内容と住所、氏名、電話番号を明記のうえ、当社編集部宛FAXまたは書面にてお送りください。お電話によるご質問は受け付けておりませんのであらかじめご了承ください。